# 金属アレルギーをまなぶ

メタルフリー治療へのファーストステップ

編集　服部正巳

執筆　池戸泉美　風間龍之輔　杉浦一充　竹市卓郎
　　　鶴田京子　本間憲章　松村光明　渡邉　恵

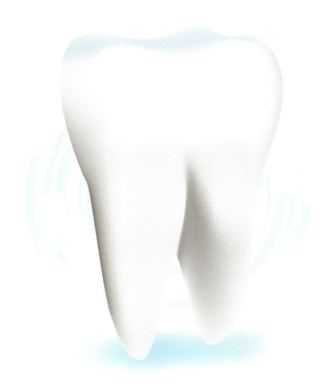

永末書店

# 推薦文

　日本人の１０人に１人が金属アレルギーであるといわれている現在、金属アレルギー患者さんが来院することもまれでない時代になっています。

　金属アレルギーへの不安をもっている患者さんから、金属アレルギー様症状をもっている患者さん、あるいは金属アレルギーの患者さんなど、金属アレルギーを理解しなければ解決できないようなさまざまな患者さんがいるのが現実です。

　この本は、これらの患者さんからの質問に正しく答えるための知識が記載されています。皮膚科、耳鼻科との連携法も含め、金属アレルギーを確定するためにどのような検査法を行うのか、それらの結果から、その患者さんにどのような治療行為が最善か、またわれわれ歯科医師ができる歯科処置法とその症状の改善状況および症状改善のために要する期間、などアレルギー患者さんへの治療の原則が記載されています。

　併せて、巻末には、金属アレルギーに関する Q&A や歯科鋳造用金属の成分表も掲載されており、初めて金属アレルギー患者の治療をするような先生方のみならず、今まで金属アレルギー患者さんの治療を行っていた先生方の普段おもちの疑問を解決できる内容になっています。

　金属アレルギーを専門に治療している先生から多くの知識をわけてもらいましょう。

東京歯科大学 クラウンブリッジ補綴学講座 教授

佐藤　亨

# 監修にあたって

　私が歯科用金属によるアレルギー患者の研究や治療に携わった当時は歯科治療に金属を使用するのは常識で、歯科用金属で金属アレルギーが起こるのを認めたくない歯科医師が多くいました。しかし、平成元年から3年間行われた全国規模の疫学調査により金属アレルギーの存在が明らかになりました。

　本書はこれから金属アレルギー患者の治療に取り組む歯科医師を対象にしていますので、執筆にあたって、それぞれの先生にわかりやすく解説していただくように依頼しました。また、最近では金属アレルギー患者の治療にメタルフリー歯科治療が選択肢のひとつになってきていますので、Cr-Br、義歯の症例では、多くの治験例をおもちの先生方に入門編となるように執筆を依頼しており、日常臨床の手助けになると確信しています。また、特別寄稿として、日本メタルフリー歯科学会の理事長にはインプラントにおけるメタルフリー治療を執筆していただきました。

　本書のコンセプトは金属アレルギー患者の診療に初めて従事する歯科医師の指針となることですので、本書を治療室に常備していただくのを期待しています。

2018年6月

服部正巳

# 目　次

## 第1章　金属アレルギーとは　　　　　　　　　　　　鶴田京子、杉浦一充　　5

**1** はじめに　　　　　　　　　　　　　　　　　　　　　　　　　　　　　6
**2** 金属アレルギーとは　　　　　　　　　　　　　　　　　　　　　　　　6
　1．金属のかかわる、かかわりが疑われる皮膚疾患について　　　　　　　7
　2．掌蹠膿疱症について－耳鼻科的、金属との関係について　　　　　　　7
　Case 1　**耳鼻科での扁桃摘出により著効した症例**　　　　　　　　　　8

## 第2章　検査　　　　　　　　　　　　　　　　　　　鶴田京子、杉浦一充　　9

**1** 検査について　　　　　　　　　　　　　　　　　　　　　　　　　　10
**2** パッチテストについて　　　　　　　　　　　　　　　　　　　　　　10
　1．パッチテストの準備　　　　　　　　　　　　　　　　　　　　　　10
　2．パッチテストの実際　　　　　　　　　　　　　　　　　　　　　　14
　Case 1　**両上眼瞼周囲の痒み**　　　　　　　　　　　　　　　　　　17
　Case 2　**痒みを伴う臍周囲の紅斑**　　　　　　　　　　　　　　　　18
　Case 3　**両耳介後面の痒みと痛みを伴う皮疹**　　　　　　　　　　　19
　Case 4　**口唇の痒みとピリピリ感**　　　　　　　　　　　　　　　　20

| Case 5 | 口腔内の違和感と燃えるような痛み | | 21 |
| Case 6 | 口腔内の違和感と痛み | | 22 |
| Case 7 | 口腔内の違和感やしびれ | | 23 |

## 第3章　治療
池戸泉美、服部正巳　25

### 1　治療の流れ（皮膚科、耳鼻科との連携法を含める）　26

1．初診　26
2．パッチテスト　28
3．金属分析　28
4．金属除去　29
5．最終補綴物　32
6．メインテナンス　32

## 第4章　ノンメタル治療
35

### 1　クラウン・ブリッジ　36

1．ジルコニアオールセラミックス　竹市卓郎　36
（築盛タイプ・プレスタイプ・フルカントゥアタイプ）
2．院内完結型 CAD/CAM（セレック）　風間龍之輔　40

| Case 1 | CEREC システムを用いた即日修復 | | 47 |

3．二ケイ酸リチウムガラスセラミックス　竹市卓郎　53
4．技工所外注型 CAD/CAM ハイブリッドレジン冠（保険診療）　竹市卓郎　55

### 2　デンチャー　池戸泉美、服部正巳　58

1．定義　58
2．樹脂の種類　59
3．適応症　61
4．メリット・デメリット　62
5．メインテナンス　64

## 第5章　症例
65

| Case 1 | 多価アレルギー患者に抗原除去療法を行った症例 | 松村光明 | 66 |
| Case 2 | パラジウムアレルギーに抗原除去療法で対応した症例 | 渡邉　恵 | 70 |
| Case 3 | 抗原を静置しながら治療を進めた症例 | 渡邉　恵 | 72 |

―特別寄稿―　**インプラントのメタルフリー治療**　本間憲章　74

**付録：ココが知りたい！金属アレルギー Q & A**　服部正巳　86
　　　歯科鋳造用金属の成分表　服部正巳　96

# 第 **1** 章

## 金属アレルギーとは

第 1 章　金属アレルギーとは

## 1　はじめに

　私たちを取り巻く日常環境に、金属は欠かせない存在である。たとえば身近なものでいえば、装飾品（ネックレス、イヤリング、ピアス、指輪、ブレスレット、時計など）、医療用金属（歯科材料、骨接合金属、血管ステントなど）、医薬品（シオゾール®、リドーラ®、オーラノフィン®、シスプラチン®、メチコバール®、プロマック®など）、ステンレス製品、硬貨など多岐にわたって存在し、私たちと金属は密接な関係でつながっている[1,2]。

　まず金属アレルギーのさまざまな病態について述べ、「金属のかかわる、かかわりが疑われる皮膚疾患について」「掌蹠膿疱症について－耳鼻科的、金属との関係について」臨床を交えて概説する。次いで、金属アレルギーの診断について必要な検査について概説する。

## 2　金属アレルギーとは

　金属がアレルゲンになるためにはまずイオン化する必要があり、金属がイオン化して溶け出すことを溶出という。アレルギーを成立させるためには、このイオン化と溶出は絶対必要条件である[3]。さらに症状を起こすには、各金属の感作の強度や反応の強さ、反応の場（皮膚や口腔粘膜）でのイオン化傾向の強さなどが関与してくると思われる（次ページ**表2**参照）。金属アレルギーには、局所で反応が起こる①アレルギー性接触皮膚炎、全身性に反応の起こる②接触皮膚炎症候群、③全身性接触皮膚炎（全身型金属アレルギー）がある。

### ① アレルギー性接触皮膚炎とは

　皮膚に接触した金属（抗原）が樹状細胞を介して、T細胞に抗原提示をされ感作が成立する。その後再び同一抗原が皮膚に接触すると惹起が起こり、その接触した部位の皮膚に炎症症状が起きる[4-6]。金属は、そのままでは抗原とはなりえないが、汗や唾液などによってイオン化することで初めて抗原となるという特徴を有し、金属がイオン化して溶け出すことを金属の溶出という[1,2,7-9]（**表1**）。

**表1　金属アレルギーにより惹起された皮膚粘膜疾患**

| 金属アレルギーにより惹起された皮膚粘膜疾患 |
| --- |
| 掌蹠膿疱症、汗疱状湿疹、口腔内扁平苔癬、皮膚扁平苔癬、貨幣状湿疹、舌炎、口唇炎、歯肉口唇炎、肉芽腫性口唇炎、蕁麻疹、皮膚掻痒症、浮腫性紅斑、好酸球性膿疱性毛包炎、pseudo-atopic dermatitis |

### ② 接触皮膚炎症候群とは

　感作成立後、同一抗原の頻回な曝露によって炎症が起こるが、そのときに接触した部位のみならず、接触していない遠隔部位または全身に症状が及ぶものである[6,10]。

## ③ 全身性接触皮膚炎（全身型金属アレルギー）

　接触感作成立後に、食品中の微量金属や歯科金属などの同一抗原が経口、経鼻、経腸管などの経皮吸収以外のルートを介して、体内に侵入することによって引き起こされる全身症状のことである。

　金属アレルギーの成り立ちはわかったが、実際に金属が原因となって発症したと思われる皮膚疾患にはどのようなものがあるかというと、アレルギー性接触皮膚炎をはじめ、掌蹠膿疱症、扁平苔癬など、一見金属との関係が想像できないような疾患も含まれている[11]（**表1**）。

## 1．金属のかかわる、かかわりが疑われる皮膚疾患について

　金属アレルギーが関係する皮膚疾患は、金属が接触した部位に生じるアレルギー接触皮膚炎、接触口唇炎などから、接触した部位のみに皮疹がとどまらず遠隔部位にまで症状が及び全身症状を呈するものまでさまざまな疾患が存在する（**表2**）[6,10]。

**表2　イオン化傾向（文献1より引用、改変）**

| 金属側要因 | 宿主側要因 |
| --- | --- |
| ○異種金属間では、イオン化傾向の強さが異なる。<br>○溶出の程度が異なる。 | ○多汗<br>○高温多湿な環境<br>○皮膚および口腔粘膜が荒れている<br>○装飾品の着用機会が多い<br>○装飾品の着用時間が長い<br>○装飾品の着用個数が多い<br>○口腔内に金属が数種類入っている<br>○口腔内衛生環境が悪い<br>○唾液が少なく口腔内乾燥している<br>○嗜好品（醤油、果汁、乳酸菌飲料、喫煙） |

## 2．掌蹠膿疱症について─耳鼻科的、金属との関係について

　掌蹠膿疱症とは、手掌、足底に無菌性膿疱を形成し慢性に経過する疾患で、鑑別診断として、接触皮膚炎、汗疱、白癬、膿疱性乾癬などが挙げられる。病因として金属アレルギー、扁桃炎、副鼻腔炎、う歯、歯肉炎などの慢性細菌感染病巣（病巣扁桃）、喫煙などが関係するといわれている[12]。約10％の症例に、胸肋鎖骨間骨化症を合併し、胸痛や関節痛を伴い掌蹠膿疱症性骨関節炎と呼ばれる[13]。私たちは、治療の第1選択として、耳鼻科に依頼し扁桃摘出手術を勧めている。山北[14]らは、扁桃摘出施行群においては、未施行群に比べて有意に改善が認められ、また発症から扁桃摘出までの期間が短いほど高い有効率を認める傾向にあったと報告している。またそれと並行して、パッチテストで陽性になった金属が口腔内歯科金属に含まれている場合は、歯科医に情報提供しパッチテスト陽性金属含有の歯科金属除去やパッチテスト陰性金属への置換、あるいはインプラントを施行する。同時に低金属食、ステロイド外用薬と同時に禁煙指導も行う必要がある。このように掌蹠膿疱症は皮膚科だけでなく、耳鼻科、歯科、整形外科など複数の科と協力して治療を行う必要がある。実際の症例（**Case 1**）を提示する。

（鶴田京子、杉浦一充）

# 第1章 金属アレルギーとは

## Case 1　耳鼻科での扁桃摘出により著効した症例

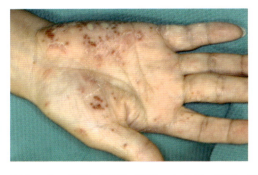
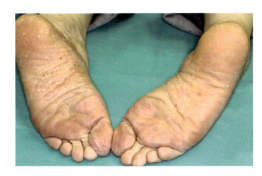

図1、2　手掌、足底に紅斑、小水疱、膿疱、落屑

**68歳／女性**

初診1年3か月前より両手掌、足底に紅斑、小水疱、膿疱、落屑が出現し、軽度の痒みと痛みを伴っていた。市販外用薬を使用していたが、皮疹の変化がみられないために当科を受診。

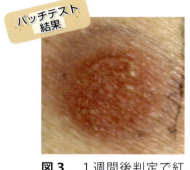

**既往歴**：特記すべきことなし。
**家族歴**：特記すべきことなし。
**喫煙歴**：30歳ごろより毎日約20本

図3　1週間後判定で紅斑、浮腫、水疱がみられICDRG基準で2＋

**初診時臨床**：手掌、足底に紅斑、小水疱、膿疱、落屑がみられ、軽度の痒みと痛みを伴っている（図1、2）。
**皮膚生検結果**：角層下の単房性膿疱、好中球の集積がみられる（図4　弱拡大、HE染色）。
**扁桃摘出後の臨床**：皮疹は完全に消失（図5　扁桃摘出後約半年）。
**解説**：両手掌、足底に出現する膿疱、皮膚生検により掌蹠膿疱症と確定診断し、耳鼻科での扁桃摘出により著効した症例。

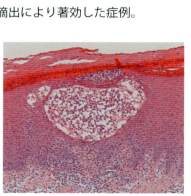

図4　角層下の単房性膿疱

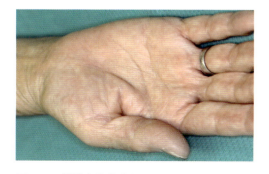

図5　扁桃摘出後約半年

# 第 2 章

## 検査

第**2**章 検査

# 1 検査について

特定のアレルゲンに対するアレルギー反応の有無を調べる検査には、Ⅰ型（即時型）アレルギーに対するものとⅣ型（遅延型）アレルギーに対するものとに大別される。Ⅰ型（即時型）アレルギーの検査法として、プリックテスト、スクラッチテスト、皮内テストなどがあり、Ⅳ型（遅延型）アレルギーの検査法としては、パッチテスト、皮内テストなどがある。

金属アレルギーは、Ⅳ型（遅延型）アレルギー反応を起こしており、よって必要な検査法はパッチテストである。

# 2 パッチテストについて

パッチテストは、1895年Jadassohn[15]の水銀過敏症発見に始まり、Bloch[16]のヨード過敏症確認に用いた方法が原則となり、その後、1931年にSulzbergerとWise[17]によってその手技が確立された。まずヨーロッパの皮膚科医によって、接触皮膚炎の原因究明のために積極的にパッチテストが施行されるようになり、その後、北欧、アメリカ、日本、カナダなど世界各国に広まり、研究が進み、各国に応じたスタンダードアレルゲンの設定、アレルゲンの至適濃度、至適溶媒などが決定されるようになった[18]。以下にパッチテストの実際の方法を述べる。

## 1．パッチテストの準備

### ① パッチテストユニット

パッチテストを施行するためには、まずそれ用に開発されたパッチテストユニットが必要である。現在Finn Chamber® on Scanpor tape（Alphrma A/S, Norway）がInternational Contact Dermatitis Research Group（ICDRG）より推奨され、広く全世界で使用されている。しかしFinn Chamber®は、アルミ製であるので、水銀と化学反応を起こし水素ガスを発生することがあるため、アレルゲンが水銀の場合は、ほかのパッチテストユニットを使用することが望ましい。

また日本では、Finn Chamber®のほかには、パッチテスター®（鳥居薬品）を使用している施設も多い。さらにHay's Chamber®（Hay's Service, Netherland）と呼ばれていたプラスティック製チャンバーもSmart Practice社（USA）より販売されている。それぞれのチャンバーの特徴を**表1**に示す。

### ② アレルゲン

接触皮膚炎の原因検索としてルーチンに貼布しているのが、2015年5月より販売され佐藤製

## 2. パッチテストについて

薬から入手しているパッチテストパネル®（S）（**表2**）であり、そのなかにも金属アレルゲンとして、硫酸ニッケル、重クロム酸カリウム、金チオ硫酸ナトリウム、塩化コバルト、チメロサールの5種が含まれている。しかし強く金属アレルギーを疑う場合は、5種の金属アレルゲンだけでは不十分であるので、鳥居薬品の金属アレルゲン17種（**表3**）、さらに当科では、海外の試薬会社のBrial社（ドイツ）より輸入し、至適濃度を調整した独自の金属アレルゲンシリーズ（34種、**表4**）歯科材料シリーズ（23種、**表5**）もあわせて貼布している。

また既存の金属アレルゲンだけでなく、原因と疑われる金属製品を持参した場合は、可能な限りやすりで削り、白色ワセリンと混ぜたものも貼布する場合がある。パッチテストパネル®（S）が発売されるまでは、ジャパニーズスタンダードアレルゲン（25種、**表6**）を貼布していた。このなかにも硫酸ニッケル、重クロム酸カリウム、金チオ硫酸ナトリウム、塩化コバルト、塩化第二水銀の5種の金属アレルゲンが含まれている。

### 表1　パッチテストユニット

| 品名 | 特徴 | 入手先 |
|---|---|---|
| Finn Chamber® | 信頼性が高く、世界中で使用中。論文に適す。アルミニウムのチャンバーなので、水銀と反応する | スマートプラクティスジャパン |
| パッチテスター® | 入手が簡単、安価 | 鳥居薬品 |
| allergEAZE™（Hay's Chamber®） | プラスティックチャンバーなので金属と反応しない | スマートプラクティスジャパン |
| パッチテストパネル®（S） | テープにすでにアレルゲンが貼布してあるので、アレルゲンの調整や一定量の充填の必要がないReady-to-use 製品 | 佐藤製薬 |

### 表2　パッチテストパネル®（S）

| | allergenn | conc./veh. | | allergenn | conc./veh. |
|---|---|---|---|---|---|
| 1 | Nickel sulfate | 27.1%HPC | 13 | PTBP-FR | 15.9%HPC |
| 2 | Lanolin alcohols（Wool wax alcohols） | 49.4%PVP | 14 | Epoxy resin | 14.1%HPC |
| 3 | Fradiomycin sulfate | 36.0%PVP | 15 | Carba mix | 47.0%HPC |
| 4 | Potassium dichromate | 3.5%PVP | 16 | PPD black rubber mix | 7.2%PVP |
| 5 | Caine mix | 48.6%PVP | 17 | Kathon CG | 0.3%PVP |
| 6 | Fragrance mix | 11.5%（PVP + $\beta$-CD） | 18 | Control | as is |
| 7 | Rosin（Colophony） | 56.3%（PVP + BHA + BHT） | 19 | Mercaptobenzothiazole | 7.4%PVP |
| 8 | Paraben mix | 52.3%PVP | 20 | PPD（p-Phenylenediamine） | 9.4%PVP |
| 9 | Control | as is | 21 | Formaldehyde(N-Hydroxymethylsuccinimide) | 10.3%（PVP +Na$_2$CO$_3$ + NaHCO$_3$） |
| 10 | Balsam of Peru | 43.6%PVP | 22 | Mercapto mix | 8.2%PVP |
| 11 | Gold（Ⅰ）sodium thiosulfate | 20.3%HPC | 23 | Thimerosal | 0.8%PVP |
| 12 | Cobalt chloride | 5.2%HPC | 24 | Thiuram mix | 2.9%PVP |

基剤：ヒドロキシプロピルセルロース（HPC）、ポビドン（PVP）、$\beta$-シクロデキストリン（$\beta$-CD）、ブチルヒドロキシアニソール（BHA）、ジブチルヒドロキシトルエン（BHT）、乾燥炭酸Na（Na$_2$CO$_3$）、炭酸水素Na（NaHCO$_3$）

## 第2章 検査

**表3** Torii Metal Allergens（パッチテスト試薬金属17品目）

| | allergenn | conc./veh. | | allergenn | conc./veh. |
|---|---|---|---|---|---|
| 1 | ferric chloride | 2%aq. | 10 | zinc chloride | 2%pet. |
| 2 | stannic chloride | 1%aq. | 11 | manganese chloride | 2%pet. |
| 3 | iridium tetrachloride | 1%aq. | 12 | silver bromide | 2%pet. |
| 4 | inndium trichloride | 1%aq. | 13 | potassium dichromate | 0.5%aq. |
| 5 | aluminum chloride | 2%aq. | 14 | cobalt dichrloride | 2%aq. |
| 6 | palladium chloride | 1%aq. | 15 | chromic sulfate | 2%aq. |
| 7 | chloroplatinic acid | 0.5%aq. | 16 | nickel sulfate | 5%aq. |
| 8 | cupric sulfate | 1%aq. | 17 | chloroauric acid | 0.2%aq. |
| 9 | mercuric chloride | 0.05%aq. | | | |

pet.: petrolatum, aq.: aqueous solution, conc.: concentration, veh.: vehicle

**表4** Metal allergens

| | allergenn | conc./veh. | | allergenn | conc./veh. |
|---|---|---|---|---|---|
| 1 | palladium chloride | 1%pet. | 18 | palladium chloride | 1%pet. |
| 2 | aluminium hydroxide | 10%pet. | 19 | ruthenium | 0.1%pet. |
| 3 | copper sulphate | 2%pet. | 20 | zircinium-IV-oxide | 0.1%pet. |
| 4 | iron chroride | 2%aq. | 21 | gold sodium thiosulphate | 0.1%pet. |
| 5 | gallium oxide | 1%pet. | 22 | magnesium chloride | 0.5%pet. |
| 6 | inndium（III）chloride | 1%pet. | 23 | platine chloride | 0.5%pet. |
| 7 | molybdenum（V）chloride | 0.5%pet. | 24 | silver nitrate | 1%aq. |
| 8 | manganese chloride | 0.5%pet. | 25 | sulphur precipitated | 10%pet. |
| 9 | silver colloidal | 0.1%pet. | 26 | titanium | 1%pet. |
| 10 | tin（II）chloride | 0.5%pet. | 27 | vanadium pentoxide | 10%pet. |
| 11 | tantal | 1%pet. | 28 | ammonium heptamolybdate | 1%aq. |
| 12 | titanium-IV-oxide | 0.1%pet. | 29 | chromium-III-sulphate | 0.5%pet. |
| 13 | antimony chloride | 1%pet. | 30 | chromium-III-chloride | 1%pet. |
| 14 | ammonium tetrachloroplatinate | 0.25%pet. | 31 | cobalt（II）sulfate | 2.5%pet. |
| 15 | titanium powder | 20%pet. | 32 | ferrous sulfate | 5%pet. |
| 16 | zinc chloride | 1%pet. | 33 | potassiumchromate-III-sulphate | 2%aq. |
| 17 | ferrous chloride | 2%ETOH/glvc | 34 | zinc powder | 1%pet. |

pet.: petrolatum, aq.: aqueous solution, conc.: concentration, veh.: vehicle

## 2. パッチテストについて

表5　Dental materials

| | allergenn | conc./veh. | | allergenn | conc./veh. |
|---|---|---|---|---|---|
| 1 | ammonium tetrachloroplatinate | 0.25%pet. | 13 | Eugenol | 5%pet. |
| 2 | amalgam alloy metals（Ag8.2%, Cu5.6%, Su6.2%） | 20%pet. | 14 | trithyleneglycol-dimethacrylate | 2%pet. |
| 3 | amalgam,non gamma2（53%alloy/47%Hg） | 5%pet. | 15 | benzoyl peroxide | 1%pet. |
| 4 | bisphenol A | 1%pet. | 16 | 1,3butandiol dimethacrylate | 2%pet. |
| 5 | bisphenol-a-dimetharcylate | 2%pet. | 17 | N,N-dimethyl-p-toluidine | 2%pet. |
| 6 | BIS-GMA | 2%pet. | 18 | 2-hydroxy-ethylacrylate | 0.1%pet. |
| 7 | copper sulphate | 1%aq. | 19 | 2-hydroxypropyl-methacrylate | 2%pet. |
| 8 | diurethane-dimethacrylate | 2%pet. | 20 | sodium thiosulfoaurete | 0.25%pet. |
| 9 | ethylenglycol-dimethacrylate | 2%pet. | 21 | tetracaine-HCl | 1%pet. |
| 10 | （2-hydroxyethyl）-methacrylate | 1%pet. | 22 | tin- Ⅱ -chloride | 0.5%pet. |
| 11 | methyl-methacrylate | 2%pet. | 23 | Hydroquinone | 1%pet. |
| 12 | palladium chloride | 1%pet. | | | |

pet.: petrolatum, aq.: aqueous solution,conc.: concentration, veh.: vehicle

表6　Japanese standard allergens 2008

| | allergenn | conc./veh. | | allergenn | conc./veh. |
|---|---|---|---|---|---|
| 1 | Cobalt chloride | 1%pet. | 14 | PPD | 1%pet. |
| 2 | PPDblack ruber mix | 0.6%pet. | 15 | Lanolin alcohol | 30%pet. |
| 3 | Gold sodium thiosulfate | 0.5%pet. | 16 | PTBP-FR | 1%pet. |
| 4 | Thiuram mix | 1.25%pet. | 17 | Epoxy resin | 1%pet. |
| 5 | Nickel sulfate | 2.5%pet. | 18 | Primin | 0.01%pet. |
| 6 | Mercpto mix | 2%pet. | 19 | Urushiol | 0.002%pet. |
| 7 | Dithiocarbamate Mix | 2%pet. | 20 | Sesquiterpine lactone mix | 0.1%pet. |
| 8 | Caine mix | 7%pet. | 21 | Potassium chloride | 0.5%aq. |
| 9 | Fradiomycin sulfate | 20%pet. | 22 | Thimerosal | 0.005%aq. |
| 10 | Balsam of Peru | 25%pet. | 23 | Formalgehyde | 1%aq. |
| 11 | Rosin | 20%pet. | 24 | KathonCG | 0.01%aq. |
| 12 | Fragrance mix | 8%pet. | 25 | Mercuric chloride | 0.05%aq. |
| 13 | Paraben mix | 15%pet. | | | |

pet.: petrolatum, aq.: aqueous solution,conc.: concentration, veh.: vehicle

### ③ アレルゲンの濃度、基剤

　パッチテストは、濃度が低すぎても高すぎても反応を惹起することができないので、そのアレルゲンの至適濃度、至適基剤を使用すべきである。市販されていない試薬を調整する場合は、接触皮膚炎のテキストブック、あるいは過去の文献を参照しながら濃度と基剤を決定していく。基

# 第2章 検査

剤は、白色ワセリンが広く使用され、安定している。しかし、アレルゲンによっては、精製水、各種溶媒（アセトン、エタノール、メチルエチルケトン、オリーブオイルなど）が推奨される場合もある[19-22]。

## 2. パッチテストの実際

### ① パッチテストユニットの準備

　パッチテストパネル®（S）は、あらかじめテープにアレルゲンが載せてあるので、そのまま貼布するだけの簡便な ready-to-use 製品であり、従来の方法のようにアレルゲン量にばらつきはなく、一定量のアレルゲンで検査ができる大きな利点がある。

　パッチテストパネル®（S）以外のアレルゲンは、まずアレルゲンの個数分の Finn Chamber® を準備し、基剤が白色ワセリンのものはチャンバーに 20mg、基剤が水溶液のものはチャンバーに白色ワセリンを少量載せ、その上に付属のろ紙を置き 15μL 滴下する。水溶性の試薬を滴下してから貼布までに時間がかかりすぎると、アレルゲンが乾燥してしまい反応を起こすことができないので、貼布直前に滴下する必要がある。

### ② 貼布方法

　原則として皮疹のない背部（傍脊椎部）に 48 時間閉鎖貼布する（図1、2）。アレルゲンの数が少ない場合などは、貼布部位として上腕外側も推奨されている。パッチテスト期間中は、72 時間後判定終了までは入浴できない。パッチテスト施行期間は、発汗の多い労働、スポーツ、体育、発汗を促す辛い食事などは控えるように指導する。ほかに注意することは、妊婦にはパッチテストは施行しない、パッチテスト貼布部位へのステロイド外用薬は偽陰性を示すので使用禁止である。併用薬に関しては、プレドニゾロンは 20mg までは内服可能であると考えられている。抗ヒスタミン薬のなかには、パッチテスト反応を減弱させたという報告もあるが、現在も一定の見解は得られていない[19]。

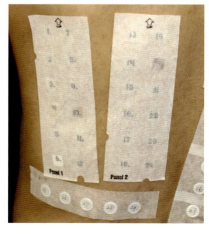
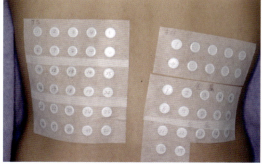

図1、2　皮疹のない背部（傍脊椎部）に 48 時間閉鎖貼布する

## 2．パッチテストについて

### ③ パッチテストユニット除去（48 時間判定時）

　貼布 48 時間後にパッチテストユニットを除去する。就寝時にも貼布したユニットがはがれないように粘着性の強いテープで固定してあるので、パッチテストユニット除去直後は赤くなっていることが多い。よって除去後の刺激がおさまるまで１、２時間を待ち判定する。判定を待つ間も、椅子の背もたれにもたれないように指導している。

### ④ パッチテスト判定

　パッチテストの判定には、貼布 48 時間後、72 時間後、１週間後の３回の判定が必要である。金属アレルゲンは、特に反応が遅く出現し、またアレルゲンによっては長く反応が持続する場合があるので、１週間後判定を重要視している。

　判定は International Contact Dermatitis Research Group（ICDRG）基準（**表 7**）を用いて行われている。浸潤を触れる紅斑がパッチテスト部位の 50% 以上はほぼアレルギー反応でよいとされている。患者に陽性となった金属がどういう製品に含まれているかの一覧表を渡し、今後の生活の注意を促している（**表 8**）。

### ⑤ パッチテストの結果の活かし方

　パッチテスト１週間後判定が終了し、金属アレルゲンに陽性になった場合は、再度詳細な問診をとり、それが今回の皮疹の原因と考えられるかを検討しなければならない。また口腔内にその金属が含有されているかは、歯科医に診察をしてもらってパッチテストの結果を共有し、今後の治療に役立ててもらえるようにしていく。

　パッチテストで陰性になった場合でも、アレルギー反応でなかったと解釈する前に、アレルゲンがきちんと貼布できていたか、濃度が適切であったかを確認する必要がある。また強い陽性反応を示したアレルゲンの近傍で非特異的に反応が惹起される場合があり、これを excited skin syndrome あるいは angry back と呼ぶ [18]。この場合は日を改めて判定するか、場所を変えて貼布した場合も陽性になるかの再現性を確認する必要がある。

　このように、パッチテストは金属アレルギーの診断に最も有用な検査法である。パッチテストをすることによって、原因となっているアレルゲン（金属）を明らかにし、金属によって誘発された難治性、再発性の皮膚疾患の治療方針を確定し、軽快へと導き、患者の QOL 向上に貢献することができる。今後も研鑽と経験を重ね、パッチテストの重要性を再認識しながら日々の診療に携わっていきたい。

　次ページからは、再び実際の症例を交えて解説する（**Case 2〜8**）。

第**2**章 ┃ 検査

## 表7 判定基準（ICDRG 基準）

| Score | Reaction | |
|---|---|---|
| － | Negative reaction | 陰性反応 |
| ?+ | Doutful reaction ;faint erythema only | 淡い浸潤のない紅斑 |
| + | Weak(nonvesicular)reaction ;erythema slight infiltration | 浸潤（浮腫）を触れる紅斑が少なくともパッチテスト部位の 50% 以上を占めるもの |
| ++ | Strong(edematous or vesicle)reaction ;erythema infiltration vesicle | 小水疱を伴なう紅斑 |
| +++ | Erythema(bullous or ulcerative) | パッチテスト部位の 50% 以上が小水疱あるいは大水疱であるもの（浸潤性紅斑を伴う） |
| IR | Irritant reactive of different types | 刺激反応 |
| NT | Not tested | |

## 表8 金属とその感作源

| 金属 | 感作源 |
|---|---|
| コバルト | メッキ製品（ニッケルメッキされたものにはほとんど入っている）、歯科金属、セメント、染毛剤、印刷インキ、ビタミン B12（メチコバール）、接着剤、色素、絵の具、クレヨン、陶磁器、エナメル、粘土、ポリエステル系プラスチック、口紅、食品（レバー、牛乳、ナッツ、コーヒー、あさり、大豆、昆布、チョコレート、ビールなど）など |
| ニッケル | ニッケル合金製品、ニッケル硬貨（50 円、100 円）、歯科金属、ブラジャー金具、ボタン、筆記用具、ステンレス製品（台所用品）、ステンレス製医療機器（プレート、ペースメーカー、人工弁、人工骨、注射針など）、陶磁器、媒染剤、磁石、塗料、ガラス、エナメル、化粧品顔料、食品（缶詰製品、牡蠣、緑黄色野菜、ココア、チョコレート、そば、海苔、オートミール、紅茶など）など |
| クロム | 皮革製品（革靴、ベルト、かばんなど）、セメント、インク（ボールペン、印刷インクなど）、クロムメッキ製品、歯科金属、マッチの軸木、黄色ペンキ、媒染剤、緑色衣料、緑色ネル、ゴム、ガラス、トタン、防錆剤、毛布処理剤、ラジエター液、食品（馬鈴薯、タマネギ、マッシュルーム、リンゴ、香辛料、ココア、紅茶など）など |
| 金チオ硫酸ナトリウム | 金装飾品（ピアス、ネックレス、イヤリング、時計など）、歯科金属、金合金製品、貴金属回収作業、医薬品（シオゾール、リデーラ、オーラノフィンなど）、金粉、金箔、金貨、メダル、工業製品など |
| チメロサール | 殺菌剤、抗真菌剤、防腐剤（医薬品、化粧品、ワクチンなど） |
| 塩化水銀アミド | 歯科金属、農薬、種子消毒、防腐剤、殺菌剤、医薬品（止血剤、消毒薬など）、体温計、朱肉、朱色など |
| 塩化第二水銀 | 歯科金属（アマルガム）、乾電池、染料、入れ墨、防腐剤、殺菌剤、殺虫剤、木材保存剤、帽子製造、写真、印刷、金属エッチング、皮なめし、蛍光灯、ブラウン管、気圧計、医薬品（体温計、血圧計、消毒薬、防腐剤、髪の強壮剤、頭皮の治療薬など） |
| チタン | 歯科金属、サンスクリーン剤、ラメ入り化粧品など |
| 銅 | 歯科金属、装飾品、義肢（手）の補助具、注射針、血圧計など |
| マンガン | 歯科金属、ステンレススチール、塗料、顔料、ラッカーなど |
| 亜鉛 | 歯科金属、食品（肉類、豆、ナッツ、牡蠣など）など |
| スズ | 歯科金属、硬貨、ブリキ板、スチール缶、はんだ、真鍮製品、食品包装、歯磨剤など |
| インシジウム | 歯科金属、金ろう、銀合金、ニッケルクロム合金など |
| イリジウム | 歯科金属、装飾品、化学工業での触媒や電気伝導体など |
| 銀 | 入れ墨、化粧品など |

## Case 1　両上眼瞼周囲の痒み

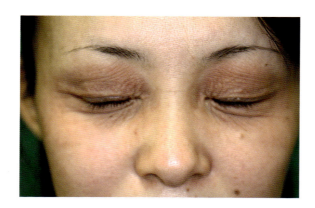

図3　初診時臨床

**26歳／女性**
**現病歴**：初診5か月前より両上眼瞼周囲の痒みが出現。放置していたが痒みが増強してきたので当科受診。

**既往歴**：蕁麻疹
**家族歴**：特記すべきことなし。
**初診時臨床**：両上眼瞼紅斑、丘疹、苔癬化、痒みを伴っている（**図3**）。
**解説**：日常的に使用している金属性のビューラーによる接触皮膚炎と診断した。金属性のビューラーはステンレス製でニッケルが含有されている。金属性ビューラーを中止し、プラスティック製のビューラーに変更し、プレドニン®眼軟膏を外用し、皮疹は徐々に軽快した。

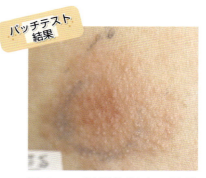

パッチテスト結果

図4　1週間後判定で硫酸ニッケル（2.5%pet.）に浮腫性紅斑、丘疹、小水疱がみられ、ICDRG基準で2＋

# 第2章 検査

## Case 2　痒みを伴う臍周囲の紅斑

図5　初診時臨床

**20歳／女性**
約1年前の夏ごろより痒みを伴う紅斑が臍周囲に出現。市販薬外用にて一旦軽快したが、次の夏にも同様の皮疹出現し、市販薬を外用しても軽快せず拡大してきたために当科を受診。

**既往歴**：特記すべきことなし。
**家族歴**：特記すべきことなし。
**初診時臨床**：臍周囲から下腹部にかけて浮腫性紅斑、丘疹、落屑があり、強い痒みを伴っている（図5）。
**解説**：素肌にジーンズのバックルが触れたことによるバックル皮膚炎と診断した。夏季の汗をかく時期に下着をつけず、素肌にジーンズのバックルが触れたために臍周囲限局性の皮疹が出現したと考えられる。今後は、ジーンズを着用する際には、下着などを着用し素肌にバックルが触れない工夫をするように指導した。

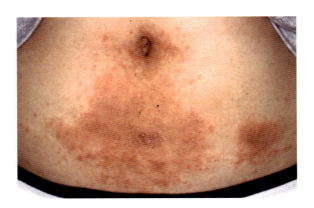

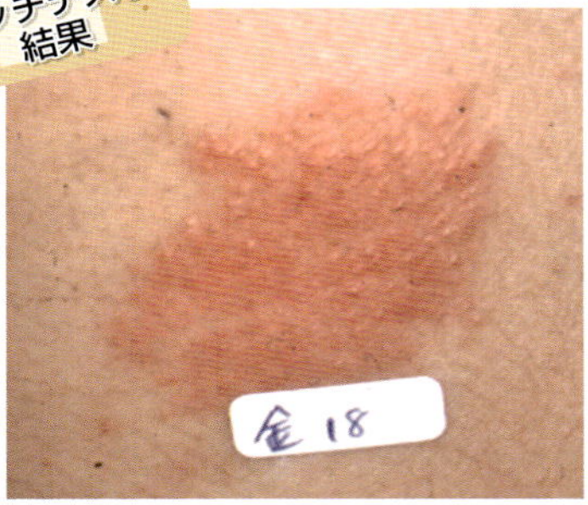

図6　1週間後判定で硫酸ニッケル（2.5%pet.）に浮腫性紅斑、丘疹、小水疱がみられ、ICDRG基準で2＋

## Case 3　両耳介後面の痒みと痛みを伴う皮疹

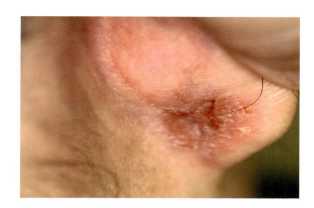

図7　初診時臨床

**22歳／女性**
初診6か月前ごろより、両耳介後面の痒みと痛みを伴う皮疹が出現、ときどき滲出液も出てくるようになってきたために受診。

**初診時臨床**：両耳介後面に紅斑、落屑、亀裂、黄色痂疲、腫脹がみられ、痒みと痛みを伴っている（図7）。

**解説**：ピアス皮膚炎と診断した。滲出液が出ているときはネリゾナ®軟膏、亜鉛華軟膏の重層外用、セレスタミン®内服。滲出液は止まり、腫脹も軽減してきた。今後ピアスをする場合は金製品の使用はしない、あるいはピアスでなくイヤリングを着用するように勧めた。

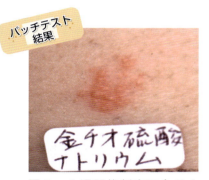

図8　1週間後判定で金チオ硫酸ナトリウム（0.5%pet.）に紅斑、丘疹、浸潤があり、ICDRG基準の判定で＋

# 第2章 検査

## Case 4　口唇の痒みとピリピリ感

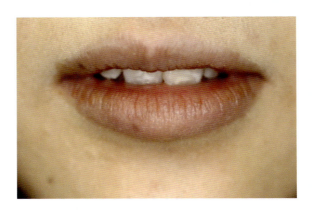

図9　初診時臨床

**19歳／女性**
初診の5か月前ごろより、口唇の痒みとピリピリ感が出現。市販薬にて一度は軽快するが、外用を中止すると、症状が繰り返し出現するために当科を受診。

**既往歴**：アトピー性皮膚炎
**家族歴**：特記すべきことなし。

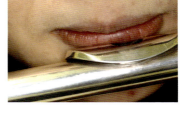

図10　フルート演奏時

**初診時臨床**：下口唇はやや腫脹し、漿液性小丘疹、黄色痂疲がついており、ピリピリ感と痛みを伴っている（図9）。患者は音楽大学のフルート奏者であり、下口唇にフルートが接触した状態（図10）。

**解説**：口唇のピリピリ感があるので、口唇ヘルペスも疑ったが、血清学的検査で陰性であった。フルートの材質には総銀製、金製、プラチナ製、洋銀性、銀メッキなどがあるが、患者の使用していたフルートは洋銀性で、ニッケル、シルバーが主な成分であったので、フルートのニッケルによる接触口唇炎と診断した。

**パッチテスト結果**

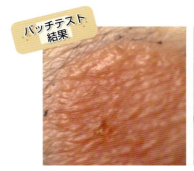

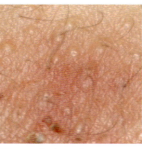

1週間後判定で、硫酸ニッケルに紅斑、丘疹、水疱、浮腫があり、ICDRG基準で2＋（図11）、塩化コバルトは紅斑、丘疹があり、ICDRG基準で1＋（図12）。

図11　硫酸ニッケル　　図12　塩化コバルト

## Case 5　口腔内の違和感と燃えるような痛み

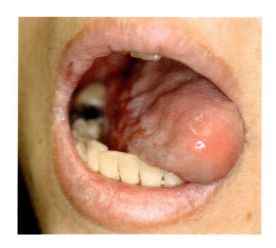

図13　初診時臨床

**47歳／女性**
初診1年前ごろより、口腔内の違和感出現。そのまま放置していたが、徐々に違和感が強くなり、ときどきカーッと燃えるような痛みも出現するようになってきたために当科を受診。

**既往歴**：高脂血症
**家族歴**：特記すべきことなし。
**初診時臨床**：舌の右縁に凹凸があり、痛みを伴い、熱い、冷たい、柑橘系の味がしみる（図13）。
**解説**：凹凸のみられる舌近傍にアマルガム充填物があり、舌に接触している。アマルガムは水銀と他の金属との合金であり、本症例はアマルガム中の塩化第二水銀による舌炎と診断した。

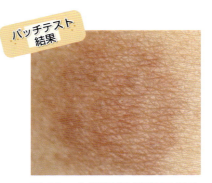

図14　1週間後判定で塩化第二水銀（0.05%aq.）に紅斑、浮腫、丘疹があり、ICDRG基準で＋

## Case 6　口腔内の違和感と痛み

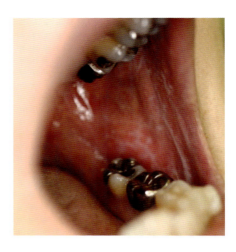

図 15　初診時臨床

**62 歳／女性**
初診の 8 か月前ごろより、口腔内の違和感と痛みが出現。未治療で放置していたが改善してこないために当科を受診。

**既往歴**：花粉症
**家族歴**：特記すべきことなし。
**初診時臨床**：左口腔内頰粘膜に扁平な白色線状がみられる（図 15）。血液検査で HCV 抗体陰性、その他も異常なし。
**解説**：口腔内に歯科金属充填が数か所あり、金銀パラジウム合金、アマルガムが入っており、それによる扁平苔癬と診断した。

パッチテスト結果

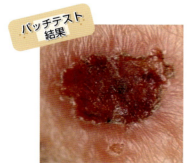
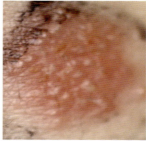
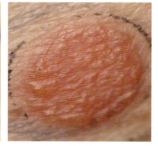

図 16　金チオ硫酸ナトリウム（0.5%aq.）　図 17　塩化コバルト（1%pet.）　図 18　塩化第二水銀（0.05%aq.）

1 週間後判定で金チオ硫酸ナトリウム（0.5%aq.）に、紅斑、水疱で ICDRG 基準で 2 ＋（図 16）。塩化コバルト（1%pet.）に、紅斑、浮腫、水疱で ICDRG 基準で 2 ＋（図 17）。塩化第二水銀（0.05%aq.）が紅斑、浮腫、水疱で ICDRG 基準で 2 ＋（図 18）。

## Case 7　口腔内の違和感やしびれ

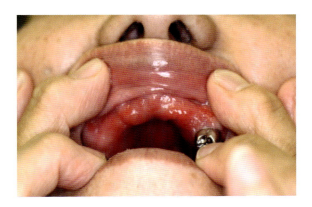

図 19　初診時臨床

**78 歳／女性**
初診 1 年前より口腔内違和感、しびれ感が出現するが、しばらくすると消失していたので、未治療のまま放置。3 か月前よりしびれ、痛みともに消失しなくなってきたために当科を受診。

**既往歴**：白内障、変形性膝関節症
**家族歴**：特記すべきことなし。
**初診時臨床**：上口唇の歯肉腫脹、びらんもあり（図 19）、装着していた金属義歯床（図 20）。

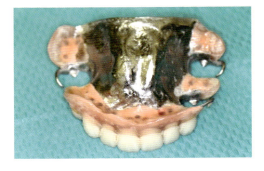

図 20　使用していた金属床義歯

**解説**：外した義歯床は金属性であり、歯肉に接触する部位の材質は金であったので、金属義歯床による接触皮膚炎と診断した。

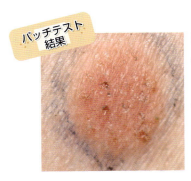

パッチテスト結果

図 21　1 週間後判定で、金チオ硫酸ナトリウム（0.5%aq.）に紅斑、浮腫、丘疹があり ICDRG 基準で 1 ＋

# 第2章 ‖ 検査

（鶴田京子、杉浦一充）

文献 （第1章、第2章あわせて）

1）鶴田京子：金による接触皮膚炎；MB Derma（46），13-19．2001．

2）鶴田京子，松永佳世子：金属パッチテスト；アレルギーの臨床（364），79-84．2007．

3）鶴田京子，松永佳世子：金属によるアレルギー性接触皮膚炎；Topics in Atopy（5），34-40．2006．

4）高山かおる：歯科に関連するⅣ型アレルギー反応：金属アレルギー；バイオマテリアル―生体材料（30），95-99．2012．

5）足立厚子：金属アレルギーの発症機序；臨床免疫、アレルギー科（59），642-648．2013．

6）足立厚子：金属接触アレルギーと全身型金属アレルギー；整形・災害外科（58），1533-1542．2015．

7）横関博雄：歯科金属アレルギー；Pharma Medica（27），39-43．2009．

8）海老原全：金属アレルギーの機序；アレルギーの臨床（32），21-21335-1339．2012．

9）中山秀夫：金属アレルギーの発症機序；歯科と金属アレルギー（1st），22-27．デジタルダイヤモンド．1993．

10）Shanon J. et al: Pseudo-atopic derma titis, Contact dermatitis due to chrome sensitivity simulating atopic dermatitis, Dermatologica ;131-176,1965.

11）中山秀夫 他：歯科金属による感作の可能性について；歯界展望（43），382-389．1974．

12）清水 宏：掌蹠膿疱症；あたらしい皮膚科学（第2版）；224-225．中山書店．2011．

13）関れいし：SAPHO症候群；呼吸33（7），702-706．メディカルオンライン．2014．

14）山北高志，鷲見康子，矢上晶子，鶴田京子ら：掌蹠膿疱症に対する口蓋扁桃摘出術の有効性；日皮会誌114，2319-2326．2004．

15）Jadassohn J: Zur kenntnis der medikamentösen Dermatosen. Grnz,Austria :Fifth Congress of the German Academy of Dermatology. 1895.

16）Bloch,B.: The role of idiosyncrasy and allergy in dermatology, Arch. Derm.,19:175-197,1929.

17）Schlzberger MB, Wise F:The contact or patch test in Dermatology:Arch Derm Syphilol 23: 519-531,1931.

18）Rietschel RL, Flower JF:Practical aspect of patch testing:Fisher's contact dermatitis 6th.BC decker Inc, Hamilton:11-29,2008.

19）Elston D, Licata A.,Rudner E, et al.: Pitfalls in patch testing.;Am J Contact Dermatol 11:184-188,2000.

20）松永佳世子，早川律子：化粧品によるかぶれ；皮膚臨床（30），885-904．1988．

21）高橋仁子，菅野与志子，大城戸宗男：植物によるかぶれ；皮膚臨床30，813-842．1988．

22）岡部俊一，鈴木長男：農薬によるかぶれ；皮膚臨床（30），843-857．1988．

# 第3章

## 治療

第3章 治療

# 1 治療の流れ（皮膚科、耳鼻科との連携法を含める）

まず、金属除去療法の全体の流れを図1に示す。

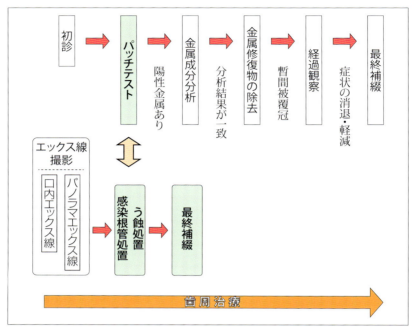

図1　金属除去療法の流れ

## 1．初診

全身的な現在の（皮膚）症状、口腔内の症状などを時系列で聞き取る。

### ポイント解説

・初診においてエックス線撮影を行い、歯周疾患、う蝕、根尖病巣、歯性上顎洞炎など、歯科的な慢性疾患の有無の確認を行う。
・過去に金属による何らかのトラブルがあったかを確認する。
・インプラントの埋入もしくは埋入経験を確認する。

特に掌蹠膿疱症の場合、慢性的な炎症が原因となることが多く、歯科では歯性根尖病巣、歯周炎、大きなう蝕や歯性上顎洞炎などが挙げられる。これらの確認にはエックス線撮影が必要である。

金属が原因ではなく全身的な慢性疾患、特に慢性扁桃腺炎や副鼻腔炎などが原因の場合もあり、精査が必要となる。また喫煙との関係も報告されており、当科では確認を行っている。

当科で使用している問診票を示す（**図2**）。問診により過去に金属による何らかのトラブルがあったかを確認することができる。

おしゃれ用カラーコンタクトにおいては、こすると色落ちするものがあり、金属アレルギーの原因になりうる[1, 2]。アートメイクにおいても刺青と同様に皮膚障害の経験の有無を確認している[3]。

インプラント（implant）とは、体内に埋め込まれる器具の総称である。医療目的で広く行われ、骨折・リウマチ等の治療で骨を固定するためのボルトなどがある。心臓ペースメーカー、人工内耳の埋め込み部分のように電力が必要なインプラントもある。われわれが扱うものは、失われた歯根に代えて顎骨に埋め込む人工歯根「デンタルインプラント」である。

口腔金属アレルギー外来 問診票　No.

1. 皮膚科での診断名

2. 過去に金属でのかぶれ
   □ 無し
   □ 有り

3. 喫煙経験
   □ 無し
   □ 有り　□ 過去　□ 現在　　一日平均＿＿＿本（＿＿箱）

　受動喫煙
   □ 無し
   □ 有り　□ 過去　□ 現在

4. □ タトゥー　　□ アートメイク　　□ カラーコンタクト（眼科処方以外）
   □ 無し　　　　　　　　使用（経験）年数＿＿＿＿年・月

5. インプラント　□ 無し
   　　　　　　　□ 有り
   　　　　　　　□ 埋入中　部位＿＿＿＿　部品＿＿＿＿　＿＿＿か月／年間

6. 口腔粘膜疾患名

7. 根尖病巣　□ 無し　副鼻腔炎　□ 無し　扁桃腺炎　□ 無し
   　　　　　□ 有り　　　　　　□ 有り　　　　　　□ 有り

8. 慢性臓器疾患

9. 家族歴

10. 生活環境

職業歴

図2　問診票の例

27

第**3**章 治療

## 2．パッチテスト

金属アレルギーの診断を行う方法の第一選択である。

### ポイント解説

・遅延型アレルギーによる原因の特定に有効である。
・多数の試料を一度に検査できる。
・毛髪検査は、金属アレルギーを診断するためではなく、蓄積度を判断するために行う。

　必ず貼付後、2日後、3日後、7日後のすべての判定が必要である。2日後、3日後の判定では刺激による反応をみている危険性がある。また、超遅延反応も起こりうるため、7日目以降の判定も必要となる場合がある。

　ステロイド薬の内服はパッチテストの反応に影響を与える可能性があるため、内服下での検査は推奨できない。検査担当医、もしくは処方したドクターとの相談が必要である。

　金属は汗との過剰反応が知られている。夏場の検査や検査中の運動は制限される。また、貼付した試薬が湯水で流れてしまうため、貼付試薬をはがすまではシャワーや浴槽につかることはできない。

　検査法にはパッチテストのほかに、「リンパ球刺激試験」があるが、薬物アレルギーの検査法を応用したものであり、陽性反応を示す可能性が高く、本法で行える金属の種類も少ない＊。

　2016年4月より、医科の保険医療機関または医科歯科併設の医療機関の医師との連携のうえで大臼歯へのCAD/CAM冠が認められているため、医科でパッチテストを行うことが望ましい。

　　　　＊デトックスについての情報も多いが、生体には必須ミネラルがあることも忘れてはならない。

## 3．金属分析

口腔内のアレルゲン金属を特定する。

### ポイント解説

・現在受診中の歯科医院では、添付文書により含有元素を知ることが可能である。
・他院や治療した診療所が不明な場合には、分析が有効な手段である。
・大学病院でしか行わない。

・口腔内に冠を装着したまま切削する。咬合に影響を与えない場所をごく少量切削し、研磨を行うが冠の表面に傷が残ることがある。
・自由診療扱いである。
・合着用セメントやブリッジのろう（鑞）着部分にも注意が必要である。

1．治療の流れ

## 4．金属除去

口腔内からの金属修復物の撤去や食品からの摂取制限について解説する。

### ポイント解説

・金属が原因で皮膚炎が発症している場合（接触性皮膚炎）は、皮膚、粘膜に接触しないようにしなければならない。
・対処療法として、ステロイド外用剤や内服薬も併用する。
・食品にも金属イオンは含まれており、（原因と疑わしい）食品の摂取を控えると良い場合もある。

除去時にはラバーダムを用い、金属粉が飛散し、口腔粘膜に刺さったり飲み込んだりしないよう注意を払う。

また、バキュームでできる限り除去時の金属粉を吸い上げ、うがい前にスリーウェイシリンジにて口腔内を洗浄し、同様にバキュームで吸い上げてからうがいをしてもらう。除去後に、アレルギー疾患が一次的にフレアアップ（flare up）するおそれがあるため、患者への説明が必要である。

近年では歯科用金属にニッケルを含んでいることはほとんどない。このような場合は食事指導も考える[4]（表1〜3）。

表1　亜鉛を多く含む食品（可食部100gあたりの含有量μg）（文献5より引用改変）

| | 亜鉛（推奨量：男性10、女性8、耐容上限量10 [mg/ 日]） |
|---|---|
| 穀類 | 米ぬか（5,200）、小麦胚芽（14,000）、ライ麦（3,500）、はとむぎ（3,400）、ひえ（3,200）、とうもろこし（2,500）、大麦（玄裸麦）（2,700）、玄米（1,700）、麩（1,700）、きび（1,700） |
| 砂糖・菓子類 | メープルシロップ（4,300）、スイートチョコレート（2,100） |
| 種実類・豆類 | ごま（9,300）、きな粉（3,700）、大豆（3,500）、アーモンド（3,300）、えごま（3,300）、えんどう（3,100）、ピーナッツ（3,000）、いんげん豆（2,800）、そら豆（2,400）、あずき（2,200） |
| 魚介類 | かき（31,000）、いがい（12,000）、するめいか（5,000）、ほや（4,200）、たらこ（3,400）、ずわいがに（3,300）、ほたてがい（2,300）、めざし（2,100）、きびなご（1,700） |
| 肉類 | いのしし（4,500）、牛（和牛ばら脂身付き4,000、和牛もも脂身付き2,900、肝臓3,000）、羊（3,400）、鴨（2,900）、馬（2,700）、豚（ベーコン2,000、ばら脂身付き1,400、もも脂身付き1,700、肝臓6,300、ボンレスハム1,500） |
| 乳類 | 脱脂粉乳（国産3,500）、パルメザンチーズ（5,400）、プロセスチーズ（2,000） |
| 藻類 | 焼きのり（6,000）、ひじき（2,200） |
| 嗜好飲料類 | 抹茶（4,800）、紅茶（3,300）、ピュアココア（6,500）、コーヒー（煎り豆2,900） |

※推奨量、目安量、耐容上限量は厚生労働省「日本人の食事摂取基準（2015年版）」より（18〜29歳の数値）

**第3章** 治療

表2 ニッケル・クロム・コバルトを多く含む食品（可食部100gあたりの含有量μg）（文献5より引用改変）

| | ニッケル（推奨量：不明） | クロム（目安量：10μg/1日） | コバルト（推奨量：不明） |
|---|---|---|---|
| 穀類 | きび精白粒（220）、はと麦（160）、小麦胚芽（140）、米ぬか（140）、そば米（210） | 小麦胚芽（60）、米ぬか（82） | ひえ精白粒（120） |
| 菓子類 | スイートチョコレート（260）、ミルクチョコレート（120） | チョコレート菓子（57）、スイートチョコレート（42） | |
| 種実類 | アーモンド（180）、クルミ（510）、ごま（230）、落花生（820）、栗（生270、甘栗220）ココナッツ（1400）、カシューナッツ（370）、ブラジルナッツ（380） | えごま（57）、ブラジルナッツ（75） | ブラジルナッツ（51） |
| 豆類 | いんげん豆（180）、緑豆（190）、えんどう全粒乾（160）、大豆（中国産620、国産590）、きな粉（1,000）、糸引き納豆（320）、あずき全粒乾（440）、麦みそ（100）、豆みそ（270）、米みそ（淡色辛みそ160、赤色辛みそ100） | | |
| 魚介類 | メルルーサ（420）、はまぐり（120）、生ウニ（150） | まいわし丸干し（76）、いがい（66） | いがい（51） |
| 乳類 | | パルメザンチーズ（56）、プロセスチーズ（54）、チェダーチーズ（52） | |
| 野菜類 | しそ（葉110、実390）、たけのこ若茎（100）、わらび（生140、干し330） | | 干しわらび（130） |
| きのこ類 | なめこ（生140）、ひらたけ（生180） | | |
| 藻類 | あおのり（870）、干しひじき（260）、こんぶ（ほそめこんぶ素干し270、塩こんぶ230） | あおさ（85）、あおのり（480）、味付けのり（50）、干しひじき（270）、こんぶ（刻みこんぶ73、塩こんぶ63）、乾燥わかめ（100） | あおのり（170）、干しひじき（87） |
| 嗜好飲料類 | 茶（玉露430、抹茶740、煎茶650、番茶270、ほうじ茶570、玄米茶230）、ウーロン茶（280）、紅茶（480）、麦茶（粒670）、ココア（ピュアココア610、ミルクココア140）、コーヒー（煎り豆660、インスタント99） | 茶（玉露53、抹茶92、煎茶79、番茶69、ほうじ茶110）、ウーロン茶（65）、ピュアココア（180） | ピュアココア（97） |

※推奨量、目安量、耐容上限量は厚生労働省「日本人の食事摂取基準（2015年版）」より（18〜29歳の数値）

## 1．治療の流れ

**表3** 銅・スズ・マンガンを多く含む食品（可食部100gあたりの含有量μg）（文献5より引用改変）

| | 銅（推奨量：男性0.9、女性0.8、耐容上限量10 [mg/日]） | スズ（推奨量：不明） | マンガン（目安量：男性4.0、女性3.5、耐容上限量11 [mg/日]） |
|---|---|---|---|
| 穀類 | オートミール（570）、きび精白粒（770）、小麦胚芽（760）、米ぬか（650）、そば粉全層粉（660） | 乾パン（600）、米ぬか（940）、小麦胚芽（1,300） | オートミール（5,600）、大麦（七分つき押し麦1,200）、小麦胚芽（18,000）、米（玄米2,000、米ぬか18,000）そば粉全層粉（1,400） |
| 甘味料 | | | メープルシロップ（8,200） |
| 菓子類 | スイートチョコレート（900） | スイートチョコレート（430） | スイートチョコレート（1,400） |
| 種実類 | アーモンド乾（970）、カシューナッツいり味付け（1,300）、くるみ（1,100）、ココナッツ乾（1,900）、ピスタチオいり味付け（950）、ごま乾（1,700）、落花生（乾710、ピーナツバター650） | | アーモンド乾（2,400）、カシューナッツいり味付け（1,900）、棗（1,800）、くるみ（1,400）、ココナッツ乾（2,200）、ごま乾（1,500）、落花生（乾780、ピーナツバター1,900） |
| 豆類 | あずき全粒乾（670）、えんどう全粒乾（540）、そらまめ全粒乾（880）大豆（国産全粒乾1,000、米国産1,600）、きな粉（1,200）、凍り豆腐（560）、糸引き納豆（520） | 麦みそ（530）、凍り豆腐（850） | あずき全粒乾（1,300）、えんどう全粒乾（1,700）、いんげん豆全粒乾（1,100）、大豆（国産全粒乾2,500、米国産1,900、中国産2100）、きな粉（3,200）、凍り豆腐（3,800）、糸引き納豆（1,100） |
| 魚介類 | あんこうきも（790）、メルルーサ（2,600）、かき生（3,500）、干しあみ（2,300）、ゆでしゃこ（560）、いか（するめ630、塩辛690）、ほたるいか生（2,500）、えび（いせえび生640、干しえび皮付き2,000）、かに（毛830、ずわい690、たらば530） | うるめいわし丸干し（990）、まいわし丸干し（1,200）、めざし（580）、煮干し（1,700）、しらす干し（1,000）かたくちいわしみりん干し（950）、まいわしみりん干し（730）、いかなご佃煮（1,100）、干しきびなご（1,900）、さんま蒲焼き（820）、干しえび皮付き（1,500） | 佃煮（いかなご1,200、わかさぎ1,400、あさり1,600）、しじみ生（2,100）、はまぐり生（1,000）、塩くらげ（1,400） |
| 獣肉類 | 牛肝臓（5,600）、まがも（660） | | |
| 乳類 | エメンタールチーズ（770） | 全粉乳（2,000）、エダムチーズ（1,200） | |
| 野菜類 | 枝豆生（500）、しその実（2,400）、切り干し大根（530）、とうからし果実乾（730）、パセリ（630）、干しわらび（1,400） | 干しわらび（1,100） | さやいんげん生（1,200）、かんぴょう乾（1,500）、しその実（1,100）、しょうが生（1,400）、にら葉生（1,100）、野沢菜葉生（1,200）、れんこん生（1,100）、とうからし果実（1,500）、わさび（生1,200、干し11,000） |
| 果実類 | ライム生果汁（1,300） | | キウイフルーツ（2,000）、パインアップル（1,200） |
| きのこ類 | 干ししいたけ乾（730） | | 干ししいたけ乾（1,100）、まつたけ生（1,100） |
| 藻類 | あおのり素干し（550）、干しいわのり（650）、水前寺のり（570） | 寒天（850）、こんぶ（削りこんぶ2,100、塩こんぶ1,200） | 板わかめ（2,100）、水前寺のり（28,000）、干しいわのり（1,500）、寒天（4,300）、干しひじき（5,500） |
| 嗜好飲料類 | 茶（玉露1,100、抹茶800、煎茶1,500、番茶690、ほうじ茶1,500、玄米茶800）、ウーロン茶（1,300）、紅茶（2,600）、ココア（ピュアココア4,200、ミルクココア680）、コーヒー（煎り豆1,100）、麦茶（2,900） | インスタントコーヒー（730） | 茶（玉露77,000、抹茶66,000、煎茶67,000、番茶122,000、ほうじ茶97,000、玄米茶49,000）、ウーロン茶（151,000）、紅茶（42000）、ピュアココア（8,500）、コーヒー（煎り豆2,100、インスタント1,300）、昆布茶（2,500）、麦茶（1,300） |

※推奨量、目安量、耐容上限量は厚生労働省「日本人の食事摂取基準（2015年版）」より（18〜29歳の数値）

**3**
治療

## 第3章 治療

### 5．最終補綴物

患者の体質に合った材料を探す。

> **ポイント解説**
>
> ・メタルコアは直接粘膜には触れていないが、象牙細管を通じて金属アレルギーを惹起する可能性がある。
> ・保険適用外になる可能性も事前に説明する必要がある。
> ・技工所へのアレルギーの有無の報告も必要である。

除去困難なメタルコアが入っている場合は、アレルギー症状の改善が望めないことを患者に理解してもらい、経過観察となる場合がある。

ブリッジでは、製作方法によって、ろう（鑞）着を行う場合や、鋳造時のルツボによっては多種の金属の使いまわしを行っている場合があるため、技工所へのアレルギーの有無の報告が必要となる。

合着材にも多くの金属が含まれている。直接肌に触る金属製の日用品にも注意が必要（**表4**）[4]。

### 6．メインテナンス

症状の変化の確認。

> **ポイント解説**
>
> ・症状の軽減もしくは完治の確認。

皮膚科との連携が必要であり、痕が残らないようステロイド薬の併用の可能性もある。

（池戸泉美、服部正巳）

#### 文献

1）独立行政法人国民生活センター：おしゃれ用カラーコンタクトレンズの安全性
〈www.kokusen.go.jp/pdf/n-20060203_1.pdf〉

2）松澤亜紀子：カラーコンタクトレンズの色素，カラーコンタクトレンズの安全性を問う；あたらしい眼科31（11），1591．2014．

3）独立行政法人国民生活センター：アートメイクの危害〈www.kokusen.go.jp/pdf/n-20111027_1.pdf〉

4）アレルギーの臨床21（4）．北隆館．2001．

5）鈴木泰夫編：食品の微量元素含量表．第一出版．1993．

6）鳥居薬品パッチテスト試薬製品情報概要

1．治療の流れ

表4　パッチテスト試薬金属（文献6より引用一部改変）

| 品名 | 対象金属 | 原因の例 |
|---|---|---|
| 塩化アルミニウム 2%<br>(Aluminum Chloride) AlCl$_3$・6H$_2$O | アルミニウム | 歯科用セメント、化粧品、香料、医薬品、農薬、歯磨材、絵具、インク、クレヨン、顔料、染料、皮なめし、ガラス、エナメル、陶磁器、セメント混合剤、ベーキングパウダー、写真、メッキ、石油類、ニカワ、撥水剤 |
| 塩化コバルト 2%<br>(Cobalt Dichloride) CoCl$_2$・6H$_2$O | コバルト | 粘土、セメント、合金、染着色、電気、メッキ、医薬品、蓄電池、飼料、釉薬、塗料、ゴム配合剤、乾燥剤、絵具、インク |
| 塩化第二スズ 1%<br>(Stannic Chloride) SnCl$_4$・nH$_2$O | スズ | 歯科用剤、医薬品、顔料、感光紙、缶製品、衣類、農薬、印刷、釉薬、ハンダ |
| 塩化第二鉄 2%<br>(Ferric Chloride) FeCl$_3$・6H$_2$O | 鉄 | 歯科用剤、化粧品、医薬品、消毒剤、農薬、塗料、印刷、絵具、クレヨン、皮なめし、製革、写真、合成樹脂、建材、製紙、陶磁器、道路、ゴム、さび止め、脱臭剤 |
| 塩化白金酸 0.5%<br>(Chloroplatinic Acid)<br>H$_2$PtCl$_6$・6H$_2$O | 白金 | 歯科用剤、装飾品 |
| 塩化パラジウム 1%<br>(Palladium Chloride) PdCl$_2$ | パラジウム | 歯科用剤、眼鏡フレーム、腕時計、電気製品 |
| 塩化マンガン 2%<br>(Manganese Chloride)<br>MnCl$_2$・4H$_2$O | マンガン | 歯科用剤、特殊合金、ステンレス、医薬品、肥料、染料、ほうろう、織物、マッチ |
| 三塩化インジウム 1%<br>(Indium Trichloride) InCl$_3$・4H$_2$O | インジウム | 歯科用剤、万年筆のペン先、半導体、ハンダ、銀ロウ、低融点合金、防食アルミニウム |
| 四塩化イリジウム 1%<br>(Iridium Tetrachloride) IrCl$_4$ | イリジウム | 歯科用剤 |
| 臭化銀 2%<br>(Silver Bromide) AgBr | 銀 | 歯科用剤、装身具、貨幣、飾物、鏡、医薬品、食器、写真感光剤、乾電池 |
| 重クロム酸カリウム 0.5%<br>(Potassium Dichromate) K$_2$Cr$_2$O$_7$ | クロム6価 | 顔料、合成香料、酸化剤、媒染剤、マッチ、花火、クロム、メッキ、皮革、防水加工物、インク、写真印刷、セメント、ステンレス、家具、装身具、洗剤、塗装、セメント工業、サッカリン製造、医薬品製造、漂白防腐剤<br>〔交〕3価のクロムイオン〔注〕疑陽性が多い |
| 硫酸クロム 2% (Chromic Sulfate)<br>Cr$_2$(SO$_4$)$_3$・8H$_2$O | クロム3価 | 印刷、試薬、皮なめし、媒染剤、釉薬、塗料、防水剤、防腐剤、着火剤、耐火煉瓦、絵具、インク、マッチ、花火、医薬品、研磨材 |
| 硫酸ニッケル 5%<br>(Nickel Sulfate) NiSO$_4$・6H$_2$O | ニッケル | 装身具（バックル、時計、イヤリング、ネックレス等）、セメント、電気製版、電池、磁石、陶磁器、媒染剤、塗料、農薬、貨幣 |
| 塩化亜鉛 2%<br>(Zinc Chloride) ZnCl$_2$ | 亜鉛 | 歯科用セメント、化粧品、医薬品、脱臭剤、塗料、印刷インキ、絵具、釉薬、ガラス、アクリル系合成繊維、防腐剤、コンクリート増強剤、フェライト、農薬、写真製版、乾電池、ゴム配合剤 |
| 塩化金酸 0.2% ( テトラクロロ金酸 )<br>(Chloroauric Acid) HAuCl$_4$・4H$_2$O | 金 | 歯科用剤、装飾品 |
| 硫酸銅 1%<br>(Cupric Sulfate) CuSO$_4$・5H$_2$O | 銅 | 塗料、皮革、アクリル系合成繊維、、電池、媒染剤、農薬、木材防腐剤、飼料、肥料、電線、殺虫剤、着包剤、トナー、医薬品 |
| 塩化第二水銀 0.05%<br>(Mercuric Chloride) HgCl$_2$ | 水銀 | 漂白クリーム、化粧用クリーム類（まれに含有）、イレズミ、消毒剤、皮革、染料、フェルト、木材防腐、有機合成触媒（塩化ビニル等）、フェルト製造、乾電池、鏡、写真、分析試薬、印刷業、農薬、防腐剤<br>〔交〕他の有機および無機水銀化合物、乾電池 |

※記載の原因は例示です。すべてを網羅するものではありません。

略字：〔交〕交叉感作、〔注〕注釈

# 第4章

## ノンメタル治療

第4章　ノンメタル治療

# 1 クラウン・ブリッジ

### 1. ジルコニアオールセラミックス（築盛タイプ・プレスタイプ・フルカントゥアタイプ）

　メタルフリー修復のひとつであるオールセラミック修復は、生体親和性の高さから金属アレルギー患者の診療において患者に幅広く認識されるようになった。近年ジルコニアを用いることによって、前歯部から臼歯部までロングスパンブリッジの症例においてもオールセラミック修復による対応が可能となった。

#### ポイント解説

- 陶材焼付冠の金属フレームと同様に、ジルコニアコーピングまたはフレーム上に前装用陶材を築盛またはプレスするタイプ（2層構造）（図1～3）と前装を施さないジルコニア単体で製作されるタイプ（単層構造いわゆるフルカントゥアタイプ）（図4、5）に分けられる。
- ジルコニアの光透過性が向上し、フルカントゥアタイプの審美性が向上した。
- 支台歯形成におけるポイント（求められる削除量およびフィニッシュラインの形態）の順守
- 適切な咬合調整および研磨
- 適切な接着操作
- 定期的なメインテナンスの重要性（咬合検査ならびに咬合調整）

① 構造および臨床的意義

（1）二層構造

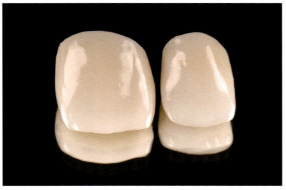

図1　ジルコニアオールセラミッククラウン

36

1．クラウン・ブリッジ

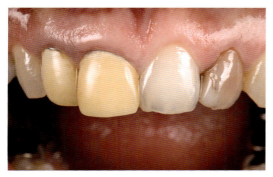

図2　臨床例：2 1」の術前

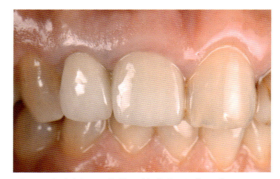

図3　臨床例：同術後。築盛タイプのジルコニアオールセラミッククラウン

（2）単層構造

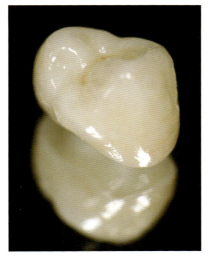

図4　フルカントゥアジルコニアクラウン

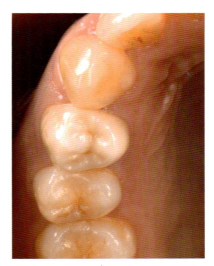

図5　臨床例：4」装着後

　ジルコニアを応用したオールセラミック修復はメタルフリー修復のひとつとして金属を回避できる選択肢であり、特にロングスパンブリッジなどにも応用できる点から臨床的意義が大きい。臨床応用における注意点を次に示す。

### ② 削除量（クリアランス）に注意

　2層構造の場合は、2層の厚みを確保する必要がある。部位ごとに削除量は異なるため、必ず形成前に確認する必要がある。さらに、咬合関係にも注意して咬合面で十分な削除量が確保できるか診断することが重要である。フルカントゥアタイプの場合も同様である。ただし、2層構造の場合と比較して、削除量は少なくすむことは利点として大きい。しかし、ジルコニア単体の審美性は、光透過性の低さや色調が単色となることなどから2層構造より劣っていた。最近発売された製品について、高光透過性やマルチレイヤーによるグラデーション（図6）などの改善が施され、適応範囲も前歯部まで拡大された。臨床成績が極めて少ない現状においては、慎重な臨床応用が求められる。

第4章　ノンメタル治療

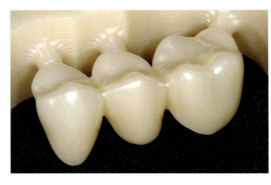

図6　グラデーション

### ③ 支台歯形態に注意

　使用するバーについてオールセラミックレストレーション用キット（図7）が販売されているので、活用することを勧める。ミリングバーの直径を考慮して、特に前歯部の形成において切縁部の厚みは1.0mm以上が望ましい。フィニッシュラインの形態はスキャンに適した形態を付与し、アンダーカットおよび鋭利な部分がないように全体的に丸みを帯びた形態にする（図8）。鋭利な部分が残存している場合、特に切縁でコーピングやフレームの不適合になり、さらに前装材の厚みが不足し、破折につながるおそれがある。

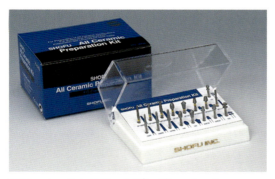

図7　オールセラミックプレパレーション

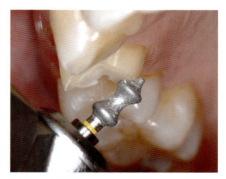

図8　全体的に丸みを帯びた支台歯形態

### ④ 対合歯の過度な摩耗に注意

　近年急速に普及しているフルカントゥアジルコニアは、咬合面の鏡面研磨が不十分な場合、対合歯を過度に摩耗する可能性が指摘されている。口腔内における確実な咬合調整および適切な機材（図9、10）による鏡面研磨が必須である。2層構造の場合においても前装用陶材の表面を適切に研磨することは、対合歯の摩耗を防ぎ、咬合の安定にとって重要である。定期的なメインテナンスにおいても咬合検査とともに常に注視して必要に応じて研磨する。

### ⑤ 支台歯の色調にも注意

　シリカを主成分とするセラミックス（長石質陶材、リューサイト強化型ガラスセラミックス、二ケイ酸リチウムガラスセラミックス、ジルコニア強化型リチウムシリケートセラミックス）は、シリカを主成分としないセラミックス（ジルコニア、アルミナ）と比較して光透過性が高い。ジルコ

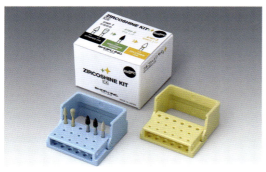
図9　ジルコシャインキット

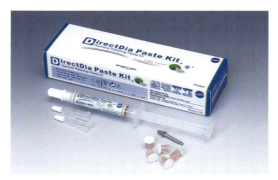
図10　ダイレクトダイヤペースト

ニアはシリカを主成分とするセラミックスと比較して光透過性の低いセラミックスであるため、支台歯の変色または支台築造の金属の色調が修復物の色調に与える影響を小さくすることができる。上述したように高透光性のジルコニアが臨床応用されており、ジルコニアオールセラミックの症例においても支台歯の色調を把握することは重要であり、支台歯の色調を考慮して材料選択することがオールセラミック修復を成功に導くキーポイントのひとつである。シリカを主成分とするセラミックスを用いる際は、上述したように支台歯の色調が修復物の色調に与える影響が大きい点にも注意する必要がある。

### ⑥ 破折や脱離の原因と対策

クリアランス不足、支台歯形態の不備、装着操作の不備、咬合調整の不備など、さまざまな因子が考えられる。十分な知識に基づいて適切に症例を選択することからスタートし、臨床術式においてステップごと適切に行うことが求められる。

### ⑦ 適切な接着操作

アルミナブラスト処理後、リン酸エステル系モノマーを含むプライマーによる処理を行い、接着性レジンセメントによって装着する。

### ⑧ 盲点

クラウンやブリッジによるメタルフリー修復の際に、支台築造がメタルポストあるいはメタルコアが装着されていれば除去する必要性がある。除去する際には可及的にラバーダムなどを使用し、口腔内に金属片や切削粉が曝露しないよう対策を講じる必要がある。除去後レジンコアやファイバーポストを用いて支台築造することによってメタルフリー修復が達成できる。

（竹市卓郎）

文献
1）竹市卓郎：臨床でエラーをなくすためのジルコニアレストレーションQ & A.the Quintessence；34: 94-110. 2015.
2）Takeichi T, Miura S, Kasahara S, Egusa H, Hara M, Sato T, Yoshinari M, Odatsu T, Watanabe I, Sawase T:Update Zirconia Restorations. Journal of Prostho Res；59: 81-83. 2015.
3）小峰 太，松村英雄：歯冠修復物と固定性補綴装置の接着と合着；補綴誌（４）．343-352．2012．

第**4**章 ノンメタル治療

## 2. 院内完結型 CAD/CAM（セレック）

　歯科医院内で歯科医師が使用する歯科用 CAD/CAM 装置によるメタルフリー修復方法について解説する。CAD/CAM（Computer Aided Design/Computer Aided Manufacturing）の歯科臨床応用により、現在では歯科技工物の大半をコンピュータ制御による機械加工で行うことが可能となった。一般的な歯科用 CAD/CAM システムは手作業に代わる間接技工のツールとして、主に技工所において稼働され、その操作は歯科技工士によって行われることが一般的である。一方、歯科医院内の診療室において、歯科医師により操作されるチェアサイド型 CAD/CAM と分類されるシステムがある。これは歯科技工用の CAD/CAM とはその臨床的意義が異なり、技工物の製作装置に留まらない特徴を有している。本稿ではチェアサイド型 CAD/CAM の特徴と臨床的意義と実際の臨床の留意点を解説する。

### ポイント解説

- ・院内完結型 CAD/CAM を用いることで、1 回の通院で従来の練成印象と石膏模型製作を省略したメタルフリー修復物の製作が可能である。
- ・口腔内スキャナーにより患者の歯列データを入力し、歯科医師がコンピュータ上で修復物の設計を行い、院内に設置された CAM マシンによりブロック材料を加工する。
- ・一連の工程をチェアサイドで歯科医師が行うことが特徴である。

### ① 世界初の歯科用 CAD/CAM システム

　世界初の歯科用 CAD/CAM システムである CEREC（Dentsply Sirona、**図1**）は、1985 年にチューリッヒ大学の Mörmann 教授らのグループにより開発された[1]。これは歯科医師自身がチェアサイドで使用することを目的とした歯科用 CAD/CAM システムであり、その基本コンセプトを〝即日に完了するオールセラミック修復システム〟としている。CEREC は開発当初より口腔内スキャナーと修復物の設計を行うコンピュータおよび修復物を製作する切削加工機を備え、チェアサイドに移動・設置可能な大きさで設計されている。CEREC では通常の印象採得は不要であり、代わりに口腔内スキャナーを用いて形成歯の光学的印象採得（以下、デジタルインプレッション）を行うことで、即座にコンピュータのモニターに形成歯の立体画像（以下、バーチャルモデルという）が表示される。術者がバーチャルモデルに修復物マージンを描記すると、修復物の形態が自動的に提案され、必要があれば術者が修正を加えて修復物の設計は完了する。その後修復物製作の指示をすると、設計情報が切削加工機に送られ、ブロック材料が設計どおりに加工されて修復物が完成する。デジタルインプレッションから修復物の完成までに要する時間は熟練すると 30 分程度になり、形成、印象から修復物の装着までを 1 回の通院で行うことができる[2]（**図2**）。

1．クラウン・ブリッジ

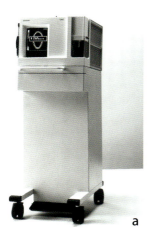 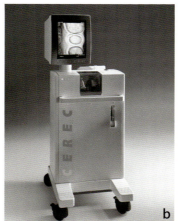 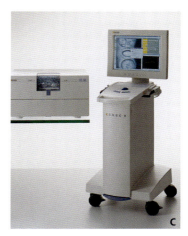

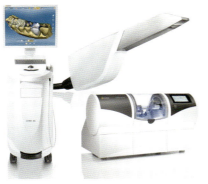 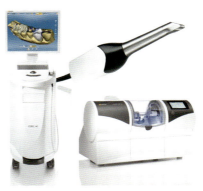

図1　CERECシステム（a. CEREC、b. CEREC 2、c. CEREC 3、d. CEREC AC Bluecam、e. CEREC AC Omnicam）
初期2機種はすべての要素が本体に組み込まれたオールインタイプであり、CEREC 3以降現行のOmnicamまで、口腔内スキャナーとCADソフトを操作するコンピュータを有するイメージングユニットと、ブロック材料の切削加工を行うミリングユニットに分割されている

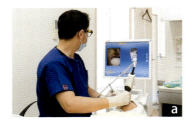 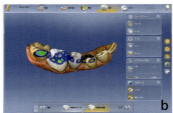 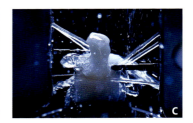

図2　CERECシステムによる直接法修復のワークフロー
a. 口腔内スキャナーによる形成歯のデジタルインプレッション、b. CADソフトによる修復物の設計、c. ミリングユニットによるブロック材料の切削加工

4　ノンメタル治療

41

## ② CAD/CAM システムによる即日修復の意義

　従来の金属や陶材による歯冠修復物の製作は、間接法による技工操作が必要なため最低2回以上の診療回数を要する。また、間接法において必要とされる仮封期間中、仮封材の脱離や漏洩により窩洞の象牙質表面が汚染されることは、象牙質を介して歯髄が感染するともいえる。このような感染を防止するために、象牙質と歯髄は一体である（象牙質歯髄複合体）ことを念頭に置いて、即日に接着修復を行うことは臨床的に大きな意義があると考えられている。コンポジットレジンなど成形修復材料はもちろん欠損部を即時に封鎖し、形態を回復することが可能であるが、特に広範な欠損に対するレジン材料の賦形操作は相応の熟練を要するため、う蝕除去後にただちに窩洞に適合する修復物を院内で迅速に製作することの意義は小さくない。チェアサイド型 CAD/CAM は従来の間接技工操作を介さずに、チェアサイドで迅速に修復物が完成するため、大型で複雑かつ時間を要する修復においても、成形修復材料のような窩洞の即時接着封鎖が可能である[3]。

## ③ CEREC 修復の窩洞形成

　CEREC を用いて修復を行う際は以下の項目を満たす必要がある。
（1）すべての窩洞外形が咬合面方向（光学印象採得の方向）より視認可能であること
（2）単独の外形線が明瞭で連続的であること
（3）ブロック材料の切削加工で用いる加工器具の直径に留意した曲率を付与した窩洞外形
（4）形成量は咬合力の加わらない部位で1.0mm、咬合負担領域で1.5〜2.0mm
　　　※長石系およびガラスセラミックブロック、ハイブリッドレジンブロックなど

　CEREC システムでは、窩洞外形を光学印象によりコンピュータに入力するために、窩洞の外形線を光学的に明瞭に視認できるよう形成する必要がある（**図3**）。メタルインレー修復の窩洞で必要とされるベベルやスライスの付与はデジタルインプレッション時に窩洞外形線を不明瞭にする一因となり、修復物製作後は辺縁部のチッピングの原因になるため避けるべき窩洞外形といえる

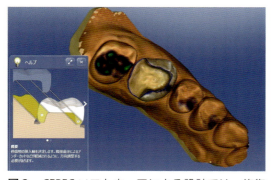 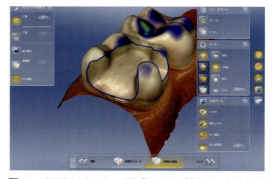

図3　CEREC ソフトウェアによる設計では、修復物の装着方向を設定する際にアンダーカットを自動的に黄色で示す。術者はアンダーカット領域が最小となるような装着方向を設定することが可能である

図4　CEREC インレー形成では辺縁部にベベルを付与せず、過度な窩壁のテーパーも避けることが望ましい

（**図4**）。また、細く狭窄した予防拡大などは適切な幅を確保できず、加工機の再現能力上、精度が確保できないこともある（**図5**）。同様にクラウン修復においても辺縁部は可及的に円滑に仕上げ、特にジャンピングマージンなどは丁寧に削除するよう留意する必要がある（**図6**）。このように CAD/CAM による歯冠色修復のための形成は従来の金属修復と要件が異なるため、これに適した形成用ダイヤモンドポイントなどを使用する必要がある（**図7**）。

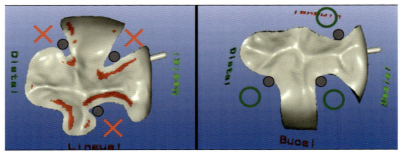

**図5** CAD/CAM セラミックインレーアンレー窩洞形成
窩洞外形は単純でゆるやかな曲線が望ましい。ソフトウェア上設計が可能であっても、実際の切削加工時にミリングバーが鋭角な窩洞外形に追従することができないため、Over milling や Under milling を生じ、修復物の適合性が低下する

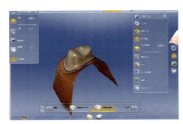 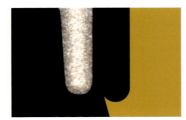 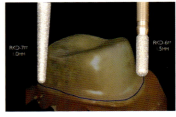

**図6** CEREC クラウン形成では、辺縁部を明瞭かつ連続的に仕上げる。ラウンデッドショルダー形成では、最外側歯質がジャンプ台先端部のように残りやすく不適合の原因となる。形成量に準拠したダイヤモンドポイントを使用した概形成の後、先端径の大きなポイントを低速回転により用いて仕上げることで回避できる

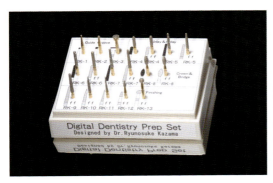

**図7** CEREC 修復に適したダイヤモンドポイントセットの一例（Digital Dentistry Prep Set／ヨシダ）
従来の金属修復とは形成の要件が異なるため、CAD/CAM 機器の光学的特性や歯冠色材料の機械的性質を満たす形態を付与するための形態を有するダイヤモンドポイントを選択すべきである

CERECシステムを即日修復にて使用する場合、長石やガラスセラミック、ハイブリッドレジンブロックなど選択できるが、その機械的性質に大差はなく、形成の幅と厚みは同様であると考えて良い。修復物の厚みについては、当該部に加わる力に対して破折を起こさない抵抗力を得られる厚みが要求される。メーカーや各種文献にその要求量が記載されているが、その厚みを確保した場合に必ずしも破折を回避できるわけではなく、厚み以外の要素、すなわち適切な接着操作と咬合調整が行われなければ破折を回避できない。また、咬合様式や不良咬合習癖、性差、修復部位など、修復物に加わる咬合力に関与する要因を検討したうえで厚みを決定するべきである。修復物の幅については、インレー修復のイスムス（咬頭間最狭窄部）において問題になることが多い。この部位については 1.5mm 以上を確保すべきであり、それは CAM による切削加工時に加わるトルクに対する抵抗上の要求値である（図8）。う蝕除去後の窩洞において厚みや幅が確保できない場合、コンポジットレジン充填などを検討すべきである。

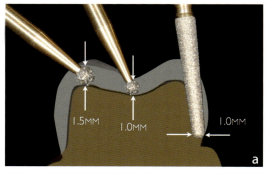 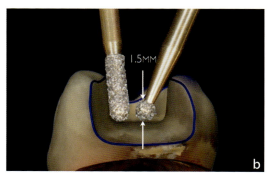

**図8**　a. クラウン形成の要件、b. インレー形成の要件
CERECシステムによる長石系修復物では、直接咬合力の加わらない部位で 1.0mm、咬合負担領域で 1.5〜2.0mm を確保する必要がある。線角や突隅角はスキャニングも切削加工も再現性に乏しいため、丸みをもたせるほうが望ましい

### ④ 口腔内スキャナーによるデジタルインプレッション

　チェアサイド型 CAD/CAM では、歯科医院内において即時に修復製作を行うために、口腔内スキャナーを備えている。これまで CEREC など臨床応用されてきた口腔内スキャナーでは、事前に反射抑制材として酸化チタンパウダーなどを歯の表面に一層噴霧する必要があった（図9）。噴霧の過不足、唾液、血液、舌や頬粘膜などの接触により、適切な噴霧状態が得られない場合には撮影画像の荒れによる完成修復物の適合不良などの原因となった。そこで近年では口腔内スキャナーの改良が図られ、反射抑制材の不要なカメラの開発や、カメラ自体のさらなる小型化が実現している（図10）。

　現在のデジタルインプレッションの実際は、支台形成終了後カメラを口腔内に挿入し、支台歯が被写体（被写界）深度内に入ると自動的にスキャンが始まる。術者は口腔内スキャナーが接続された機器のモニターを確認しながら、スキャンの必要箇所へと口腔内スキャナーを動かしていく。このときスキャンは歯列から一定の距離を保ちながら、ビデオカメラで動画を撮影するように連続的に画像をスキャンすることで操作が完了する。

1. クラウン・ブリッジ

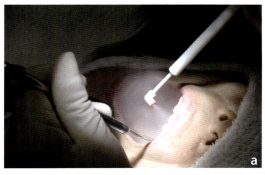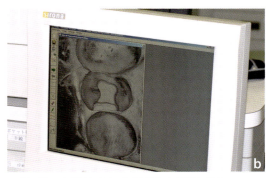

**図9** 従来のCERECシステムで必要とされた酸化チタンパウダーの噴霧（a）と得られた画像（b）
湿潤環境の口腔内ではパウダーの噴霧は難易度が高く、過不足は修復物の適合に影響を与えることも少なくなかった

　従来単色で表示された口腔内より得られた支台歯や隣在歯などの三次元情報は、最新機種では歯冠色、歯肉色、金属色など、口腔内にあるそのままの色調がバーチャルモデル上に反映され、フルカラー表示されるようになった。これにより形成歯の形状や歯肉側辺縁部などを色調により容易に視認できるようになった（図11）。

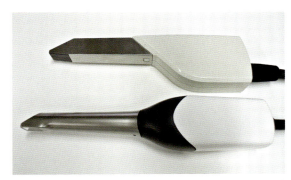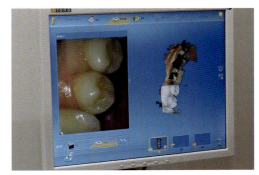

**図10** 従来の酸化チタンパウダーを必要とする口腔内スキャナー（上：Bluecam）と、パウダー噴霧が不要な口腔内スキャナー（下：Omnicam）

**図11** パウダーフリーの口腔内スキャナー（Omnicam）で得られたスキャニング画像

### ⑤ ソフトウェアによる歯冠修復物の設計

　口腔内スキャナーにより採得された支台歯の三次元情報を含むバーチャルモデルは、ソフトウェアのさまざまな機能を使用することで辺縁部などを明示し、適切な歯冠修復物のデータを設計するために活用される。このような修復物の設計作業は、これまでもコンピュータによる自動化が試みられてきた。しかし従来の設計方式の多くは、標準的な歯冠形態がソフトウェアにより自動的に提案され、その後の修正作業も画一的で単純な変更に制限されることが多く、実際の臨床における個々の患者の欠損状態に適切な設計を行うことは容易ではなかった。また、この作業は三次元的な歯冠部の設計を行わなければならないのに対し、設計に用いるソフトウェアは二次元的なものが多く、煩雑で長時間を要し、ソフトウェアの操作に熟練を要するため、従来の技工作業で手間を要す

る場合と変わらないこともあった。

このような自動化の困難な歯冠形態の設計工程において、修復物の設計作業の簡便化が試みられており、現在では喪失した歯冠領域を推測して喪失以前のように再構築することを実現している。このような歯冠修復のために合理的に自動化されたCAD作業では、ごくわずかなソフトウェア操作のみで短時間に理想的な形態を設計可能である（図12）。

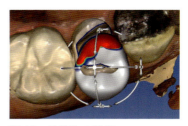

図12　修復物の設計
フルカラーのバーチャルモデル上で最新のソフトウェアによるクラウン設計作業

#### ⑥ デジタルデータにより制御される製作工程

歯科用CAD/CAMではこれまでの手作業による技工工程と異なり、デジタルデータにより加工機を制御することで自動的に修復物の製作を行う。これはあらかじめマシーナブルブロックと称されるブロック状に成形された、手作業に伴う構造欠陥を排除した材料であり、重合、焼成、鋳造等で起こる材料の寸法変化がなく、加工に適した快削性と天然歯に近似した磨耗特性が得られることが利点である（図13）。VITA blocs Mark II に代表される長石材料は、特有の優れた生体親和性（図14）と30年以上におよぶ長期臨床成績により、口腔内における優れた安定性が証明されており、近年では樹脂や高い強度を有するセラミックなど多様な材料が応用されている。このようなマシーナブルブロックでは、工場において規格の色調にあらかじめ成形されるため、開発当初は単独色であった。しかし実際の患者には固有の緻密な色調再現が必要な場合もあり、特に前歯部等の審美部位には従来の技工士による築盛作業を要する焼成法陶材による修復を選択するか、CAD/CAMを用いた場合でも追加的なステイニングや陶材築盛等のキャラクタライズが必要なことがある。これを解決すべく複数の色調構造を有するブロック材料も開発され、切削後の修復物を研磨するのみで一定の審美的な色調階層を再現することに成功している（図15）。これによりチェアサイドにおいて審美部位の修復処置も迅速に完了することが可能となってきている。

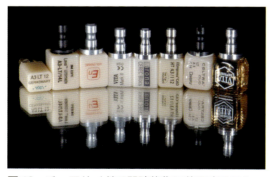

図13　チェアサイドで即時修復に使用するマシーナブルブロック

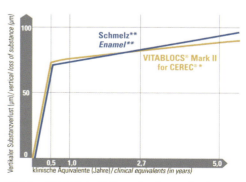

図14　長石系セラミックブロック（VITA Blocs Mark II）の咬耗特性
VITA Blocsにより製作された修復物が対合健全歯に与える咬耗の影響は、天然歯対天然歯のそれと同様である

1．クラウン・ブリッジ

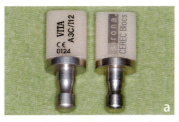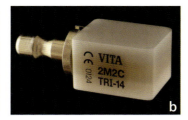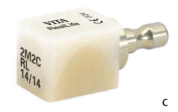

図15　各種長石系セラミックブロック
a. 左：VITA Blocs MarkⅡ（VITA Zahnfabrik）、右：CEREC Blocs（Dentsply Sirona）
b. VITA Blocs Trilux（VITA Zahnfabrik）、c. VITA RealLife（VITA Zahnfabrik）
セラミックブロックには単色構造（a）と多色構造（bおよびc）があり、唇側（頬側）面を有する審美部位には多色構造が適する

## Case 1　CERECシステムを用いた即日修復

以下、CERECシステムを用いた即日修復を供覧する。

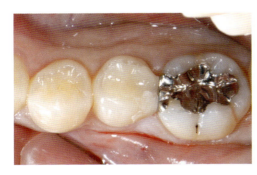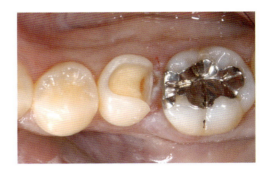

図16　⑤にハイブリッドセラミックインレーが装着されており、遠心辺縁部の破折部をグラスアイオノマーセメントで仮封されている

図17　旧修復物とう蝕を除去後、CERECシステムの要件を満たすインレー形成を行った。窩洞最深部のクリアランスは1.5mmを確保し、窩洞辺縁部はベベルなどを付与しない連続的な曲線となるよう整理した

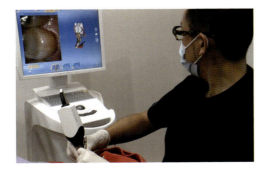

図18　口腔内スキャナーによるデジタルインプレッションを行った。口腔内スキャナーを備えたイメージングユニットは、スキャナーを含む機器の操作が可能な術者近傍に設置する。術者はスキャニング時にモニターを確認しながら口腔内スキャナーの操作を行う

4　ノンメタル治療

第4章　ノンメタル治療

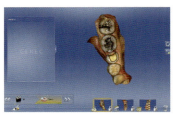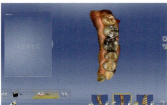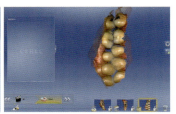

**図19**　口腔内スキャナーによるデジタルインプレッション。形成歯を含む下顎（左端）、対合歯列である上顎、上下顎関係の情報として咬合時の頬側歯列をそれぞれスキャニングする

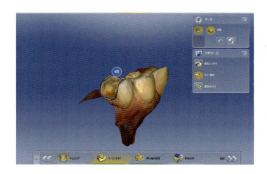

**図20**　インレー窩洞の外形線の描記を行う。デジタルデータ上で隣在歯のトリミングを行い、あらゆる方向から窩洞形態を確認することで正確な外形線を設定することが可能となる

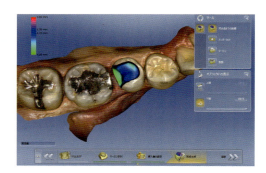

**図21**　形成分析機能により、窩洞形態の良否を客観的に判断することが可能となる。特に修復物の厚みの確保に重要となるクリアランスはカラーコードで段階的に表示することができるため、その確認が容易である。形成量が必要条件を満たさない場合は再形成を行うべきである

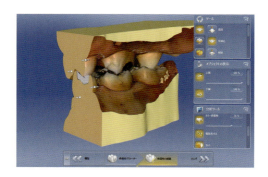

**図22**　対合歯列の表示とカット機能により、修復物の厚みと対合歯の三次元的関係を把握できる。カット機能の断面は術者が任意に変更することが可能であり、部位による厚みの変化も確認できる

1．クラウン・ブリッジ

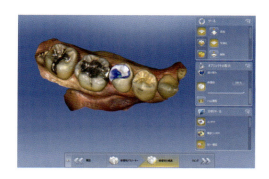

図23 対合との接触圧がカラーコードで表示されている

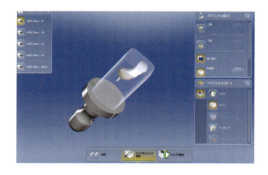

図24 5|ODインレー修復物の設計が完了した。使用するブロック材料の中で設計した修復物がどのような位置づけになるか確認、変更することができる

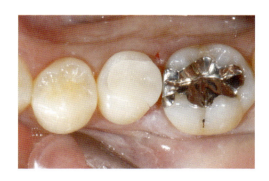

図25 セラミックブロック（VITA Mark II、VITA Zahnfabrik）より切削加工した5|ODインレーを窩洞に試適した

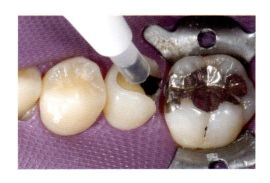

図26 接着性レジンセメント（NX3, Kerr）により接着を行う。Optibond XTRによる歯面処理。接着操作時はラバーダム等の防湿に配慮を行うべきである

第4章　ノンメタル治療

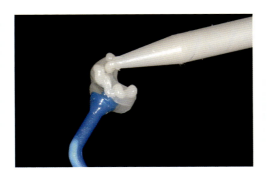

図27　セラミックインレー修復物の被着面処理を行い（Optibond XTR）、NX3セメントペーストをインレー内面に塗布する。修復物は手指による汚染を避けるため、粘着性スティックなどで把持する

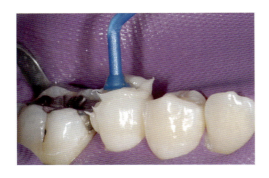

図28　レジンセメントを塗布したセラミックインレー修復物を窩洞に挿入する。窩洞辺縁部よりセメントが溢出することを確認する。インレーの挿入方向に偏りがあると適切な位置まで挿入することができないため注意する

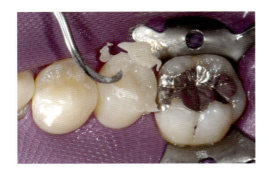

図29　数秒の短い時間光照射を行い、半硬化状態（タックキュア）で溢出したセメントの除去を行う

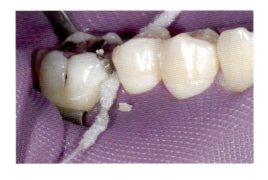

図30　半硬化の状態で視認可能な部位の溢出したセメントを除去した後、スポンジ部を有するデンタルフロスを用いて、歯間部の余剰セメントを除去する。まだセメントは半硬化のため、フロスを歯冠方向に引き揚げないように注意する

1．クラウン・ブリッジ

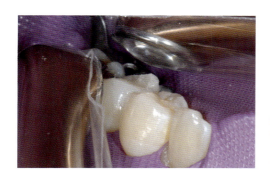

図31　余剰セメントの除去が完了した後、最終光照射を行う。光照射は十分に行う必要があるが、一方で発熱に配慮してエアブローなどの対応を行う

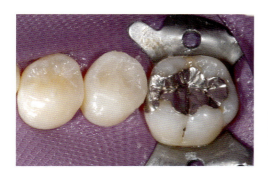

図32　セメント除去、光照射の完了した状態。歯質およびインレー表面には、取り切ることのできなかった余剰セメント残渣や薄膜状のセメントが付着している

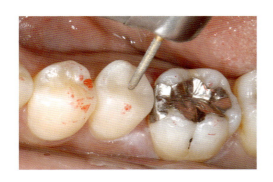

図33　ラバーダムを除去した後、100μm程度の粒子径のダイヤモンドポイントにより咬合調整を行う。咬合調整終了後は、より細かいダイヤモンド粒子のポイントにより粗研磨を行う

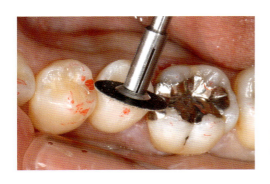

図34　中研磨〜仕上げ研磨は、セラミック修復を適応として研磨ポイントやディスク（Soflex, 3M）などを用いて注水下にて行う

第4章　ノンメタル治療

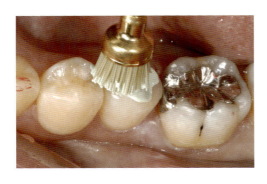

図35　仕上げ研磨後は、さらにダイヤモンドペーストとブラシ（Occlubrush, Kerr）を用いて裂溝の深部まで研磨を行う。このときの研磨は歯面を乾燥させて、無注水で低速回転で行う

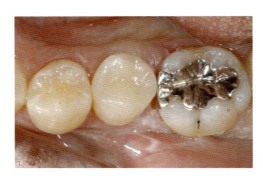

図36　術後。レジンセメントはデュアルキュア型であり、術後もセメントの硬化反応が持続する。そのため術直後は本来得られる接着強度に至っていないと考え、術後数日の硬固物咀嚼を回避するよう指導する

（風間龍之輔）

文献

1）Mörmann WH, Brandestini M, Lutz F,et al：Chairside computer-aided direct ceramic inlays,Quintessence Int 20,329-339,1989.

2）風間龍之輔，依田慶太，青藍一郎 他：GPのためのDigital Dentistry up to date 今、何ができるのか？これから、何ができるのか？. the Quintessence（31）．2632-2665，2012.

3）Mörmann WH，風間龍之輔，浅井哲也，他：光学印象を用いたワンデイトリートメントの現在-CEREC 3Dの臨床的到達点を探る-．Quintessence Dental Technology（33），283-317．2008.

## 3. ニケイ酸リチウムガラスセラミックス

ジルコニアと並んでオールセラミックス修復のための材料として、ガラスセラミックスが挙げられる。なかでもニケイ酸リチウムガラスセラミックである IPS e.max プレスおよび CAD は、高い審美性を誇りながらも同時に適合の正確性、強度を兼ね備えている。適応症は前歯および臼歯の単冠、インレー、アンレー、3ユニットのブリッジ（第二小臼歯欠損まで）、インプラント上部構造（前歯および臼歯の単冠）である。

### ポイント解説

- 支台歯の色調による修復物の色調への影響
- 適切な窩洞形成および支台歯形成
- 適切な咬合調整および研磨
- 適切な接着操作
- 定期的なメインテナンスの重要性（咬合検査ならびに咬合調整）

### ① 支台歯の色調による修復物の色調への影響

光透過性が高いため、支台歯の色調およびセメントの色調が修復物の色調に影響を及ぼす可能性がある。そのためシェードマッチングの際には支台歯の色調も観察し、技工士に伝達する必要がある（図1）。支台歯の色調を遮蔽するのか活かすのか見極めが必要である。

### ② 窩洞形成および支台歯形成

インレーの場合、形成量が不足すると展開角が浅くなり、また裂溝のないインレーになり、自然感のない修復物になる可能性がある。インレー／アンレーの場合、隣接面はショルダーに形成する。咬合面、フィッシャー部の深さおよび幅は 1.0mm 以上の厚みを確保する。クラウンの場合、前歯の削除量は歯頸部全周 1.0mm、切縁部 1.5mm、臼歯の削除量は歯頸部 1.0mm、軸面部および咬合面部 1.5mm で

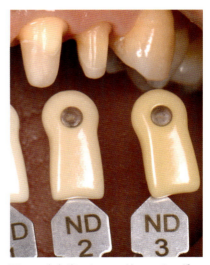

図1　支台歯のシェードマッチング

ある。フィニッシュラインの形態はヘビーシャンファーとする。アンダーカットおよび鋭利な部分がないようにする（図2）。IPS e.max® CAD（Ivoclar Vivadent）の場合、ミリングバーの直径を考慮して、特に前歯部の形成において切縁部の厚みは 1.0mm 以上が望ましい。

### ③ 咬合調整および研磨

インレー等の部分被覆冠の場合、破折を防止するためにも、口腔内接着後に咬合調整と研磨を行う。クラウンの場合は咬合調整後、技工室でのグレーズ焼成が望ましい（図3）。

第**4**章　ノンメタル治療

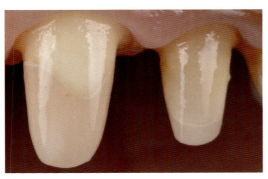

図2　フィニッシュラインの形態

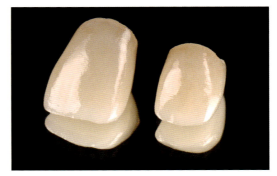

図3　グレーズ焼成後

**④ 接着操作**

修復物の内面処理について、

(1) フッ酸でエッチング
　　＊アルミナによるサンドブラスト処理は避ける。
(2) 試適時に付着した唾液などのクリーニング処理
(3) シラン処理
(4) 乾燥後、接着性レジンセメントを修復物の内面に塗布して装着
(5) 余剰セメントに数秒間光照射を行い、接着性レジンセメントを半硬化させた後、除去する（図4）

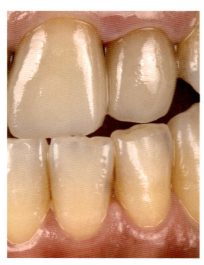

図4　臨床例：|1 2 の術後

（竹市卓郎）

---
文献
1) IPS e.max® CAD取り扱い説明書〈http://www.straumann.jp/ja/home.html〉

54

## 4. 技工所外注型CAD/CAMハイブリッドレジン冠（保険診療）

　CAD/CAMハイブリッドレジン冠は高い破壊靭性、曲げ強さを有しており、対合歯の摩耗も少ないハイブリッドレジンブロックから歯科用CAD/CAMシステムにより製作される。平成26年度診療報酬改定で、先進医療から「歯科用CAD/CAM装置を用いて製作された歯冠補綴物」が保険に導入された。さらに平成28年度診療報酬改定で、大臼歯についても歯科用金属を原因とする金属アレルギーを有する患者に限り適応となった。ただし、医科の保険医療機関または医科歯科併設の医療機関の医師との連携のうえで、診療情報提供に基づく場合に限られていた。平成29年12月より、上下顎両側の第二大臼歯がすべて残存し、左右の咬合支持があり、過度な咬合圧が加わらない場合などにおいて下顎第一大臼歯についても適応となった。

### ポイント解説

- 適応症に注意
- 適切な支台歯形成
- 精密印象採得
- 適切な咬合調整および研磨
- 適切な接着操作
- 定期的なメインテナンスの重要性（咬合検査ならびに咬合調整）

　CAD/CAMハイブリッドレジン冠（図1）は、均質性および表面性状のハイブリッドレジンブロックから歯科用CAD/CAMシステムによりクラウンを自動的に設計・製作する。高度な審美性の要望がある症例においては、オールセラミック修復が有利である。

#### ① 適応症

- 小臼歯
- 大臼歯（歯上下顎両側の第二大臼歯がすべて残存し、左右の咬合支持があり、過度咬合圧が加わらない場合などにおける下顎第一大臼歯）

※推奨できない症例
- 咬合面クリアランスが確保できない症例
- 過小な支台歯高径症例
- 顕著な咬耗（ブラキシズム）症例

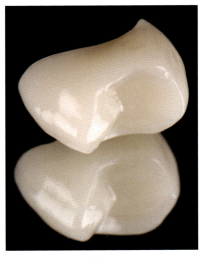

図1　CAD/CAM冠

## ② 支台歯形成

適切なクリアランス、滑沢かつ単純な形態、丸みをもたせた凸隅角部、円滑で明確なマージン形態とフィニッシングラインが求められる（**図2**）。

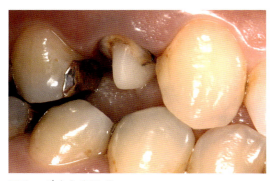

図2　4┘支台歯形成

（1）咬合面
- 約 1 mm のガイドグルーブを付与する。
- 頬側、舌側内斜面ともに、咬頭傾斜に沿ってガイドグルーブが平らになるように切削し、なめらかな逆屋根形状にする。
- クリアランスは 1.5 〜 2.0 mm 以上にする。

（2）頬側面・舌側面
- 頬側面は咬頭側と歯頸側それぞれに咬合面と同様 1 mm 弱のガイドグルーブを付与し、2 面形成する。
- 軸面テーパーは片面 6 〜 10°の範囲におさめる。
- 舌側も頬側と同様に形成する。

（3）隣接面
- 隣接歯を傷つけないことが重要であり、隣接面に歯質が一層残るように軽くバーを通すイメージで形成する。
- 両隣接面のテーパーも片面 6 〜 10°の範囲におさめる。

（4）軸面・マージン部
- 概形成ができたら、続けて支台歯全周の辺縁形態をディープシャンファーに修正する。
- フィニッシュラインが鋸歯状とならないよう、特に滑らかに仕上げることが大切である。
- 舌側面も頬側面と同様に修正する。
- クリアランスは軸面で 1.5 mm 以上、マージン部で約 1.0mm にする。

（5）隅角部
- 咬合面−軸面部に鋭角な部分がないように丸みを帯びた形状にする

（6）削除量の確認
- あらかじめ作製したシリコーンインデックスなどで削除量を確認する。

## ③ 精密印象採得

（1）歯肉圧排操作を確実に行い、フィニッシングラインを明示する。
（2）シリコーンゴム印象材と咬合採得用シリコーンゴムによる印象・咬合採得が望ましい。

## ④ 装着

歯質と CAD/CAM 冠の一体化を図るため、接着性レジンセメントを使用することが必須である。
（1）プロビジョナルレストレーションの除去および支台歯の清掃を行う。

（2）口腔内試適後、CAD/CAM冠内面を弱圧下でアルミナサンドブラスト処理することが推奨される。
（3）超音波洗浄やリン酸エッチング処理などでCAD/CAM冠内面を清掃し、乾燥後にシランカップリング剤含有プライマーを塗布する（シラン処理）。
（4）乾燥後に接着性レジンセメントをCAD/CAM冠内面に塗布して装着する。
（5）余剰セメントに数秒間光照射を行い、接着性レジンセメントを半硬化させた後、除去する。なお、セメントの種類によっては、歯面処理が必要である（図3、4）。

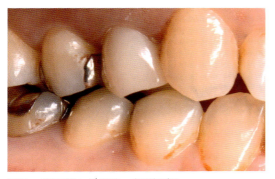

図3　臨床例：4| 術後。頰側面観

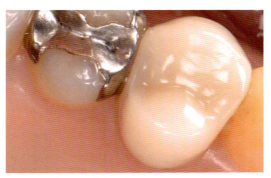

図4　同症例 4| 咬合面観

（竹市卓郎）

文献
1）公益社団法人日本補綴歯科学会 医療問題検討委員会：保険診療におけるCAD/CAM冠の診療指針．
2）新谷明一，黒田聡一，新谷明喜：保険導入されたCAD/CAMハイブリッドレジン冠の留意点．東歯医師会誌62，737-778．2014．

# 2 デンチャー

　義歯における床や連結子に用いられる金属に対しアレルギー反応を示す患者や、レジンにアレルギー反応を示す患者には通常の義歯を用いることは困難な場合がある。ここでは、ノンメタルクラスプデンチャーについてまとめてみた。

　熱可塑性樹脂を用いたノンメタルクラスプデンチャーは、メタルクラスプを使用せず、また残留モノマーの心配も少ないため、金属アレルギーの患者ばかりでなくレジンアレルギーの患者にも使用が可能な義歯である。

　なお、ノンメタルクラスプデンチャーについては、日本補綴歯科学会では2013年に見解を発表している。同学会ポジションペーパー「熱可塑性樹脂を用いた部分床義歯（ノンメタルクラスプデンチャー）の臨床応用」[1]、や谷田部優 著「ノンメタルクラスプデンチャー」[2]を参考に執筆した。

## 1．定義

　日本補綴歯科学会では、「義歯の維持部を義歯床用の樹脂を用いて製作したパーシャルデンチャーの総称」をノンメタルクラスプデンチャー（non-metal clasp denture）と呼称することとした。ノンメタルクラスプデンチャーは、樹脂と人工歯のみで構成される剛性のない義歯と、金属構造を有する剛性のある義歯とに区分される。剛性のないノンメタルクラスプデンチャーは、金属アレルギー症例などの特別な症例を除き、現在の補綴臨床の原則に照らし合わせ、症例を限定すべきと考える。剛性のあるノンメタルクラスプデンチャーは、審美領域にメタルクラスプが走行することを患者が受け入れられない場合に推奨できる、としている。

### ポイント解説

- 維持装置はレジンクラスプ、鉤腕はレジンアーム（図1）。
- ポリメチルメタクリレート（PMMA）とは異なるいくつかの特徴がある。

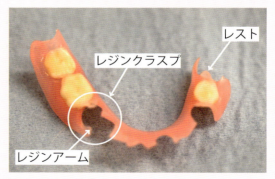

図1　各部の名称

## 2. 樹脂の種類

現在、ポリアミド系、ポリエステル系、ポリカーボネート系、アクリル系、ポリプロピレン系に分類される。

> **ポイント解説**
> ・使用している樹脂の特性を理解し、製作する（表1、2）[3]

### ① ポリアミド系樹脂

- 柔らかく、破折しにくく、装着感がよい。
- 着色しやすく、調整や修理がしにくい。
- 常温重合レジンとは直接接着しない。
- 熱収縮が大きいため、多数歯欠損には不向きといわれている。

### ② ポリエステル系樹脂

- 破折リスクが少ない。
- 常温重合レジンとの接着が良好。

### ③ ポリカーボネート系樹脂

- 常温重合レジンとの接着は良好。

### ④ アクリル系樹脂

- 常温重合レジンの接着が良好であり、修理が可能。

### ⑤ ポリプロピレン系樹脂

- 軽くて、柔らかく破折しにくい。
- 吸水性がほぼないため、臭いを吸収しない。
- 常温重合レジンとは接着しないため、修理は技工所での再成形となる。

## 第4章 ノンメタル治療

**表1** 熱可塑性樹脂の種類（文献1を基に作成）

| 樹脂分類 | 商品名 | メーカー |
|---|---|---|
| ポリアミド系（ナイロン系） | バルプラスト | ユニバル |
| | バイオ・プラスト | デンケン・ハイデンタル |
| | バイオ：トーン | デンケン・ハイデンタル |
| | ルシトーン FRS | デンツプライ三金 |
| | フレックススター V | 日本デンタルサプライ |
| | アンカーアミド | クエスト |
| | サーモセンス | ベルテックス |
| | アルティメット | アルティメディカル |
| | TUM（タム） | TUM |
| | ベイシスエラスト | 山八歯材工業 |
| ポリエステル系 | エステショットブライト | アイキャスト |
| | エステショット | アイキャスト |
| ポリカーボネート系 | レイニング樹脂 N | 東伸洋行 |
| | レイニング樹脂 | 東伸洋行 |
| | ジェットカーボ - S | デンケン・ハイデンタル |
| | ジェット・カーボ | デンケン・ハイデンタル |
| アクリル系 | アクリトーン | デンケン・ハイデンタル |
| ポリプロピレン系 | UNIGUM | ウエルデンツ |

**表2** 物性と理工学的性質（文献3を基に作成）

| 一般名 | アクリルレジン | ポリアミド系 | | | ポリエステル系 | | ポリカーボネート系 | | アクリル系 | ポリプロピレン系 |
|---|---|---|---|---|---|---|---|---|---|---|
| 商品名 | アクロン | バルプラスト | ルシトーン FRS | アルティメット | エステショット | エステショットブライト | レイニング樹脂 | レイニング樹脂 N | アクリトーン | UNIGUM |
| 曲げ強さ（MPa） | 90～110 | 78～98 | 60～65 | 60 | 76 | 61.1 | 76.8 | 65以上 | 48 | 37 |
| 曲げ弾性率（MPa） | 2917 | 1471～1765 | 1330～1360 | 1600 | 2069 | 1493 | 2126 | 2000以上 | 1360 | 1051 |
| 溶解量（$\mu$g/mm²） | 0.3 | 約2 | 0 | | 0 | 0 | | 1.6以下 | 0.3 | 0.1 |
| 吸水量（$\mu$g/mm²） | 22.9 | 約17 | 28.30 | | 10.7 | 6.4 | | | 22 | 0.9 |
| 樹脂の弾性率 | | 低 | 低 | 低 | 高 | 低 | 高 | 高 | | |
| 義歯の剛性 | | あり | あり | あり | あり | あり | あり | あり | | |

60

## 3．適応症

外観を気にする症例、金属を使用できない症例、歯を削合できない症例が適応症となる。

>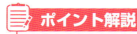
> ・欠損様式と咬合関係、解剖学因子、衛生状態について考慮するべき点がある。

### ① 欠損様式や咬合関係

すれ違い咬合や少数歯残存症例などは難症例である。

特にすれ違い咬合の症例では義歯床の回転沈下、咬合位の変化、顎堤の吸収が生じやすく、結果としてレジンクラスプに過大な応力が集中することが想定され、レジンクラスプが早期に変形、破断される。

また、臼歯部咬合支持が失われている場合、咬合位が不安定な場合、高度な顎堤吸収や床下粘膜異常など欠損部顎堤の支持力が低い場合には、注意が必要。

### ② 解剖学的因子

臨床的に歯冠長が短い症例、、支台歯のサベイラインから口腔前庭までの距離が足りない症例、歯槽部に過大なアンダーカットがある症例では、レジンクラスプの形態や幅を適切に設定することが困難な場合がある。

人工歯に保持孔を付与し、機械的に結合をさせる必要があるため、欠損部における対合歯とのクリアランス量が少ない症例では、人工歯の脱落や亀裂、破折が生じやすいため、注意を要する[4,5,6]。

### ③ 衛生状態

レジンクラスプは支台歯の歯頸部歯質、辺縁歯肉、唇頬側粘膜を大きく被覆するため支台歯周囲の広範囲で不潔域となり、う蝕や歯周疾患を惹起あるいは増悪させる可能性がある。定期的なリコールが必須である。

第**4**章 ノンメタル治療

## 4．メリット・デメリット

　一般的なポリメチルメタクリレートレジンとは異なるいくつかの特徴がある（表3）。特徴を利用した義歯であるが、欠点にもなりうることがある（表4）。

### 📋 ポイント解説

・利点としては、審美性、装着感（軽量、薄床化）がよく、金属アレルギーの患者やレジンアレルギーの患者にも用いることができる。
・欠点としては、材料の着色・劣化、研磨の困難さ、設計上の維持部デザイン、歯周環境が挙げられる。

表3　ノンメタルクラスプデンチャーの樹脂の特徴

| 樹脂の特徴 |
| --- |
| ① 弾力性のある熱可塑性樹脂である |
| ② 破折しにくい |
| ③ 軽い |
| ④ 残留モノマーが少ない |
| ⑤ 吸水性が低い |

表4　ノンメタルクラスプデンチャーのメリット・デメリット

| メリット | デメリット |
| --- | --- |
| ① 義歯をはめていると気づかれにくい | |
| ② 装着感がよい | ① 辺縁歯肉の自浄性に劣る |
| ③ 食渣が溜まりにくい | ② 材料の耐久性が低い |
| ④ 歯を大きく削らない | ③ 剛性が低い |
| ⑤ 歯科材料のアレルギーに対応できる | |
| ⑥ 臭いがつきにくい | |

### ① メリット

**1．気付かれにくい**

　レジンアームは歯冠の歯頸部歯面と歯頸部辺縁歯肉を走行し、歯肉と同系色で気づかれにくい。

**2．装着感がよい**

　熱可塑性樹脂は破折しにくい特徴があるため、薄くすることができる。また、比重が小さく軽い。

**3．食渣が詰まりにくい**

　維持部が義歯床と一体化して支台歯を取り囲むため、食渣が残存歯と義歯の間に入りにくい。

**4．歯を大きく削らない**

　剛性の低い材料では、ほとんど歯冠形態の修正は必要ない。

**5．歯科材料のアレルギーにも対応できる**

　樹脂の弾力性を利用して、金属を使用しなくても義歯の維持力が得られる。

　また、残留モノマーの心配もないため、レジンアレルギーの患者にも対応できる。

**6．臭いがつきにくい**

　吸水性が低く、臭いがつきにくい。

### ② デメリット

**1．辺縁歯肉の自浄性に劣る**

　レジンアームは歯頸部を覆っているため、自浄作用が働きにくく、歯周疾患やう蝕のリスクが高

い[7]。また、義歯の沈下によって歯頸部の辺縁歯肉を圧迫するため、辺縁歯肉に炎症を引き起こす可能性もある。

## 2．材料の耐久性が低い

使用する樹脂にもよるが傷がつきやすく、舌側や口蓋前方では比較的早期に光沢がなくなりやすい（**図2**）。また、研磨が難しく、専用の研磨材が必要である。研磨材は各メーカーより推奨品が発売されており、参照されたい。

樹脂によっては破折しやすい材料もある。リラインや修理においては、預かって行うものも多く困難である（**表5**）。

## 3．剛性が低い

レジンクラスプの把持効力は弱く、義歯の横揺れを抑えることはできない。

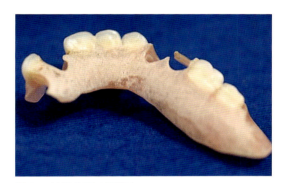 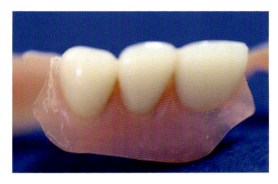

図2　義歯表面の面荒れ

表5　修理とリライン

| 一般名 | 修理・リライン |
|---|---|
| ポリアミド系 | 常温重合レジンと接着しない<br>修理あるいはリラインは、原則的に技工所に預けて再成形する |
| ポリエステル系 | 常温重合レジンとの接着が良好<br>修理やリラインがチェアサイドで可能 |
| ポリカーボネート系 | すべての常温重合レジンとの接着が良好 |
| アクリル系 | 常温重合レジンとの接着が可能であり、修理が可能 |
| ポリプロピレン系 | 常温重合レジンとの接着しない<br>修理あるいはリラインは、技工所に預けて再成形する |

第**4**章 ノンメタル治療

## 5．メインテナンス

　ノンクラスプデンチャーを使用しているなかで起こりうるさまざまな問題に対して、未然に防ぐためにも定期的なメインテナンスが重要である（表6）。

### ポイント解説

・残存歯や歯頸部歯肉の確認、また義歯表面の傷の有無などの確認が必要である。

### ① 残存歯の確認

　プラークの付着、う蝕の有無、支台歯の動揺や歯周ポケットの深化がないかなどを確認することが大切。

### ② 歯頸部歯肉の確認

　レジンクラスプが歯頸部を覆っているため、義歯の沈下による歯頸部歯肉の痛みや炎症を起こす危険性が高い。また、レジンアームの不適合が辺縁歯肉への器械的刺激を起こし、炎症の原因となる。

### ③ 義歯表面への対応

　義歯表面の光沢感が失われると表面が粗造になり、プラークが付着するリスクが高い。義歯洗浄剤を継続的に使用しているか確認するとともに、表面の汚れについて観察が必要である。

表6　リコール期間と義歯洗浄

| 一般名 | 修理・リライン | 洗浄剤 | リコール |
|---|---|---|---|
| ポリアミド系 | スポンジブラシ・綿棒 | 中性を推奨 | 通常期間より短時間 |
| ポリエステル系 | 硬いブラシは禁忌 | 強アルカリ性は不可、中性を推奨 | 通常期間（3か月〜半年） |
| ポリカーボネート系 | 通法 | 中性を推奨 | 通常期間（3か月〜半年） |
| ポリプロピレン系 | スポンジブラシ・綿棒 | 中性を使用 | 通常より短期間 |

（池戸泉美、服部正巳）

文献
1) 笛木賢治，大久保力廣，谷田部優 他：熱可塑性樹脂を用いた部分床義歯（ノンメタルクラスプデンチャー）の臨床応用. 日補綴会誌5（4）；387-408，2013.
2) 谷田部優：ノンクラスプデンチャー. クインテッセンス出版株式会社（東京），2015
3) 池戸泉美，竹内一夫 他：金属アレルギー患者にポリプロピレン製ノンメタルクラスプデンチャーを用いた1症例. 愛院大歯誌55（2）；60-65，2017
4) 五十嵐順正，岡崎定司，馬場一美，谷田部優：患者に喜ばれるパーシャルデンチャー，118-125. デンタルダイヤモンド. 2012.
5) 今泉邦夫，尾尻恵裕：米国発ノンクラスプデンチャーの設計と技工 弾性樹脂材料・ルシトーンFRSによる義歯製作. 歯科技工（35）；238-241，2007.
6) 谷田部優：ノンクラスプデンチャーの適応と設計を考える. QDT（37）；60-70，2012.
7) 谷田部優：ノンクラスプデンチャーは臨床のどこで使えるか？. QE（29）；2083-2090，2010.

# 第5章

## 症例

# 第5章 症例

## Case 1　多価アレルギー患者に抗原除去療法を行った症例

### 患者概要・初診時

**47歳／女性　介護関係職種**

掌蹠膿疱症（Pustulosis palmaris et plantaris）で手掌に水泡ができて痛む、との主訴。
皮膚科にてステロイド軟膏を処方され、3年間継続するも改善せず。ビオチン療法も試したが奏功せず、金属アレルギーとの関連を疑って来院。

**初診日**：2013年4月

**既往歴、全身疾患**：特記すべきことなし。

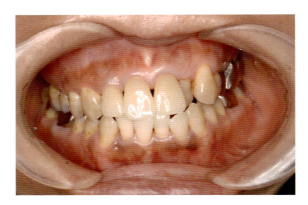

図1　術前正面観
臼歯部を中心に金属修復物を認める。全部鋳造冠や部分被覆冠の場合、内部に支台築造材料として金属材料が含有されることも多い。外見からは判断が難しいことが多いため、エックス線画像との比較が重要となる

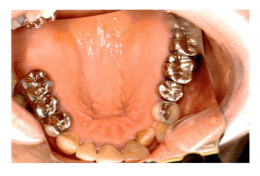

図2　上顎咬合面観
叢生部や冠不適合、欠損部の存在などの問題が散見されるが、重篤な歯周疾患やう蝕は認めず、患者のメインテナンスの良さが伺える

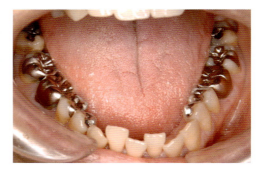

図3　下顎咬合面観
腐食や摩耗の程度、金属の色から、ある程度の古さを伺い知ることができるが、成分までを見分けることはできない。金属色だけによる安易な判断は避けなければならない。アレルゲンの特定後、必要ならば非撤去の成分分析を行うべきである

## 検査・対処法

歯科金属アレルギー検査（M-21）を実施し、ICDRG基準にて7日目までの判定で、銅（Cu）、ニッケル（Ni）、モリブデン（Mo）に対して陽性の結果を得た。アレルゲン検索の目的で口腔内金属成分分析検査を実施し、修復物から試料を採取。蛍光エックス線分析装置（XRFS）にて構成元素を同定し、アレルゲンの存在部位を特定した。患者への十分な説明、治療への同意のうえ、除去治療へと移行した。掌蹠膿疱症の場合には、金属アレルギー以外の原因として慢性炎症が挙げられるため、エックス線撮影による口腔領域の診断も必須である。本症例ではアレルゲンの徹底的な除去を優先して行った。

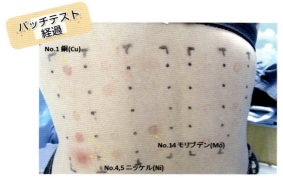

ニッケル（Ni）に強陽性、銅（Cu）とモリブデン（Mo）に陽性の総合判定を得た。銅（Cu）はほとんどの歯科用金属に含有される元素であるため、今後の歯科治療で使用できる材料選択が制限されることになる。この後、成分分析検査を実施することになる

図4　パッチテスト中の反応

## 治療・経過

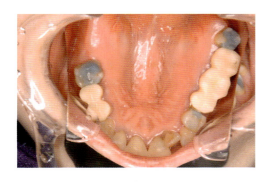

図5　除去後の上顎咬合面観
テンポラリーの状態で一定期間、アレルギー症状の改善を図る。仮封冠として常温重合レジン（キュアグレース／トクヤマデンタル）とレジン添加型グラスアイオノマーセメント（Fuji II LC／ジーシー）を用いることが多い

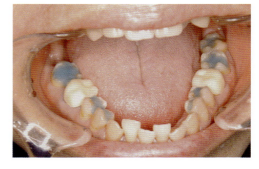

図6　除去後の下顎咬合面観
アレルギー症状の改善には数か月の経過を観察しなければならないことも多い。その間、咬合関係の保全にも努めなくてはならない。口腔環境が大きく変化する場面でもあるため、歯科衛生士との連携も必須である。決してアレルギー症状を悪化させてはならない

第5章 症例

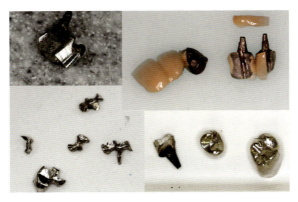

**図7** 除去修復物の一例
アレルゲン除去の目的であっても、不必要な切削は避けるべきである。可能な限り一塊での除去を心がけることで、術中のフレアアップ（アレルギー症状の悪化）を防ぐことができる。よって、いわゆる"除去バー"で削去していくことは、大変危険である

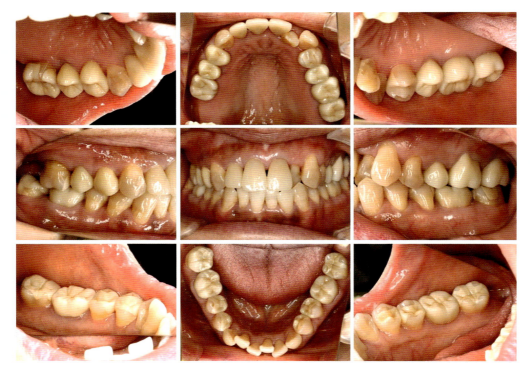

**図8** 術後9枚法写真
すべての修復物が歯周組織と調和がとれている。臼歯部はフルアナトミカルジルコニア、前歯部はジルコニア・ポーセレンにて補綴修復を行った。滑沢に研磨されたジルコニアは対合歯を摩耗させない（Sridhar J, 2013）が、エナメルクラックの原因になり得るという報告（Mitov G, 2012）もあるため、メインテナンス期間中の咬合のチェックが重要である

## 術後・メインテナンス

完全除去から約1年程度経過した段階で掌蹠膿疱症の皮膚症状は完全に消退し、治癒に至った。定期的な観察が必要であり、皮膚症状の再発が起きた場合に備えて、皮膚科的・内科的アプローチを検討しておくことが重要である。

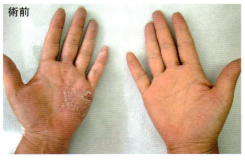

図9　術前の手掌

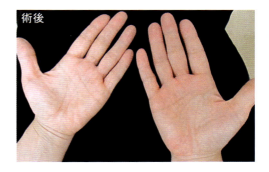

図10　術後の手掌

## 術後3年経過時

術後3年経過しているが、オールセラミックスを装着している上顎前歯の対合である下顎前歯部には磨耗は生じていない。短期経過ではあるが、アレルギー的観点、および咬合の観点、歯周疾患の観点からも安定した経過を得ている。小臼歯部は強度重視でフルアナトミカルジルコニア部分被覆冠を選択したが、審美的には二ケイ酸リチウムセラミックス、e-max（イボクラビバデント）などの選択が望ましい。

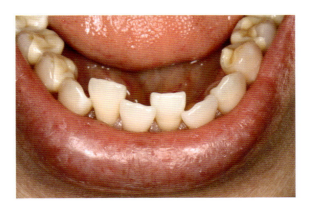

図11　術後3年経過時

（松村光明）

第 5 章 症例

## Case 2　パラジウムアレルギーに抗原除去療法で対応した症例

### 患者概要・初診時

**54歳／女性　主婦**

抜歯後の補綴歯科治療のため来科。20年ほど前に金属アレルギーと言われたことがあり、現在でもアクセサリーでかぶれるため、補綴歯科治療の前に金属アレルギーの検査をして欲しいとのことであった。体調によって足に重度の湿疹が出るとのこと。

**既往歴**：掌蹠膿疱症、糖尿病、ピリン系アレルギー

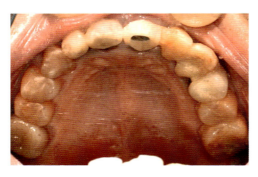

図1　|2 は残根で|3 と連結したプロビジョナルクラウンが装着されており、|3 には金銀パラジウム合金のコアが装着されていた。2 1| は硬質レジン前装による連結冠、|1 は陶材焼付冠が装着されており、一部金属が露出していた

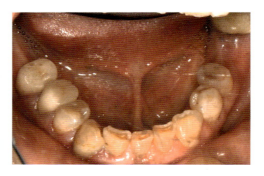

図2　|7 はプロビジョナルクラウンで、支台歯には金銀パラジウム合金によるメタルコアが装着されていた

### 検査・対処法

パッチテストで Pd、Cr、Hg、Sn、Ir、Mo、Pt、Ti 陽性であった。抗原を含むと考えられるメタルコアをレジンコアに置換した後、ジルコニアフレームのオールセラミックスクラウン、ブリッジを装着した。

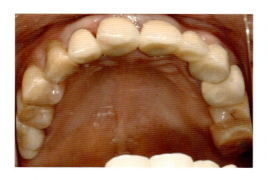

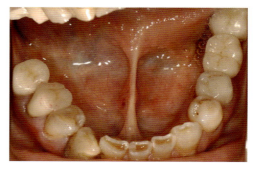

図3、4　術後の口腔内写真。アレルギーの原因金属と考えられるパラジウムを含有したメタルコアを除去してレジンコアに置換した後、プロビジョナルクラウンで皮膚症状の改善を待った。症状が軽減したことを確認して、ジルコニアフレームのオールセラミックスクラウン、ブリッジを製作し、パナビア F2.0（クラレノリタケデンタル）で装着した

## 治療・経過

メタルコア除去後、足底（図5）、足背（図6）、脚（図7）および腹部の皮膚に湿疹を生じたとのことであった。来院時には足底以外の部位の湿疹は減退していた。2̄1̄の硬質レジン前装冠を除去した際にも同様の皮膚症状が現れたが、これも1か月ほどで消失した。現在の足底には湿疹や炎症を認めない（図8）。

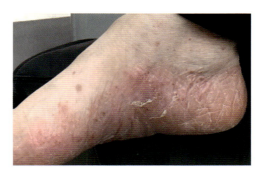

図5　メタルコア除去2週間後の足底

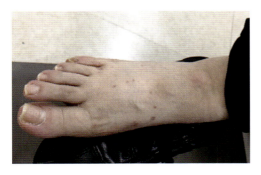

図6　メタルコア除去2週間後の足背
来院時には足底以外の部位の湿疹は減退していた

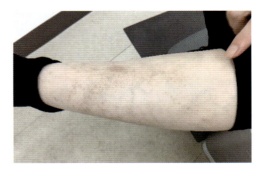

図7　メタルコア除去2週間後の脚
来院時には足底以外の部位の湿疹は減退していた

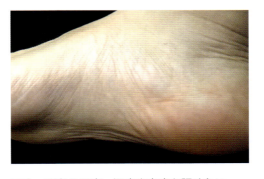

図8　現在の足底。湿疹や炎症を認めない

（渡邉 恵）

# 第5章 症例

## Case 3　抗原を静置しながら治療を進めた症例

● 患者概要・初診時

**64歳／女性　元美容師**

全顎的補綴治療のため来科。④⑤6⑦ブリッジを仮着したところ、口唇とブリッジ周囲粘膜に疼痛を訴えた。

**主訴**：ブリッジの装着後、唇の周りがピリピリした。

**既往歴**：皮膚筋炎、強皮症。40歳代で発症したがステロイドは服用していない。30歳代のころ、ピアスでひどくかぶれた経験があり、自身も金属アレルギーを疑っていた。

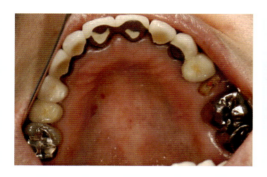 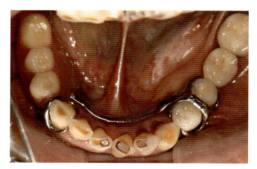

図1、2　術前の口腔内写真。陶材焼付鋳造冠、金銀パラジウム合金による修復物が装着されていた。破折した 6 を抜去して金銀パラジウム合金による ④⑤6⑦ ブリッジを装着したところ、口唇とブリッジ周囲粘膜に疼痛と炎症を生じた

● 検査・対処法

パッチテストで Pd、Cr、Ni、Co、Hg、Pt、Ti 陽性となったが、このころには口唇の症状が消失していたため、今回仮着したブリッジと、すでに装着されている補綴装置はそのままで経過観察することとなった。④⑤6⑦ ブリッジ以後の補綴歯科治療はすべてメタルフリーで施行した。

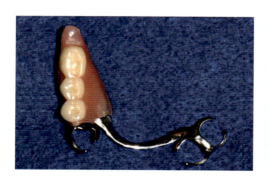

図3　初診時に持参した部分床義歯
コバルトクロム合金によるリンガルバーが設置されているが、ほとんど使用していなかったため、アレルギー症状との因果関係は不明である。また、口唇の疼痛の出現は皮膚筋炎の病状の進行と同時期に起こったが、これも因果関係が明らかではない

## 治療・経過

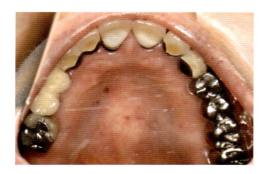
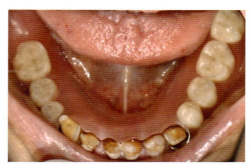

図4、5　初診より約1年後の口腔内写真
④⑤⑥⑦ブリッジを仮着後、当院保存科で5 4および1|1に感染根管治療が行われたため、その後の補綴治療としてレジンコアで支台築造した後、ジルコニアフレームオールセラミッククラウンを製作、レジセム（松風）で装着した。また、重度歯周炎のため④⑤⑥⑦ブリッジを撤去、抜歯したため、下顎欠損部の補綴治療が必要となった。下顎前歯の治療の間だけ使用する暫間的な義歯として、患者の同意を得て、コバルトクロム合金製ワイヤークラスプを設置した部分床義歯を装着した。この義歯を装着したことでアレルギー症状は生じなかった

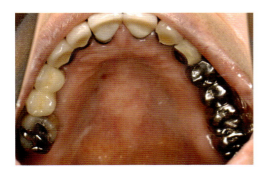
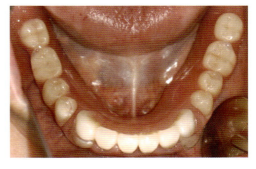

図6、7　初診より4年後の口腔内写真
摩耗の著しい下顎前歯にはジルコニアフレームのオールセラミッククラウンをパナビアF2.0（クラレノリタケデンタル）で装着した。また、ノンメタルクラスプを設置した部分床義歯を装着した。口腔内に金属は残っているものの、これまでに金属アレルギーの症状は出ていない

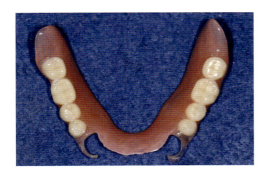

図8　暫間義歯を経て装着されたメタルフリーの下顎部分床義歯
パッチテスト以降、新たに製作する最終的な補綴装置には金属を使用しないことを希望したため、ノンメタルクラスプ義歯を製作した

（渡邉 恵）

―新潮流― 日本メタルフリー歯科学会理事長による特別寄稿

―特別寄稿―

# 新潮流 インプラントのメタルフリー治療

**本間憲章**
(一般社団法人日本メタルフリー歯科学会 理事長／医療法人本間歯科 理事長)

## ポイント

- メタルフリー治療を考えるときにインプラントは、どうするか？
- チタンインプラントは、金属アレルギーの心配はないのか？
- チタン以外では、オッセオインテグレーションはしないのか？
- 金属アレルギーを発症した患者や、それを危惧する患者へのインプラントはどうすべきか？
- 若い世代へのインプラントはどうあるべきか？
- 口腔内のメタルフリーを実現するには？

## 1. はじめに

　近年「金属アレルギー」の問題が、さまざまなかたちでわれわれ歯科医をはじめ国民の間にも報告されるようになってきた。日本では現在、インプラントといえば、歯科医は誰しもがチタンインプラントであると認識している。そしてチタンはアレルギーがない、あるいは少ないとされてきた。しかし近年、チタンでもアレルギーを発症するという報告が国内でもなされ、その論文を読んだとき、私自身驚いたのである。「そうだ、やはりチタンも金属であったのだ」と思い知らされた。

　私は従来のガソリンエンジン車からハイブリッド車への改良、さらには電気自動車または水素エネルギー車への変化が、環境を配慮した場合には必要・必須であるかのように、歯科インプラントの世界でも、大きな時代の変化が起こるような気がするのである。

　金属アレルギーについて少し勉強すると、人が生きている環境の変化とともに患者が次に求めるものは何かということを、長年の町医者生活から直感しているからにほかならない。そして金属アレルギーを有する患者には、もはやチタンインプラントは、避けるべき時代だと感じるのである。それはチタンインプラントに、微量であれ異種金属が含まれていることからも明らかだと思う。

　マスコミ等で報道された金属アレルギーの問題は、国民にさまざまな不安を抱かせつつある。もしチタンインプラントをすすめた患者に、「金属アレルギーの心配はないか」と質問を受けたら、大丈夫ですとは言っていられない時代になったことは認識してほしい。

　私はチタンインプラントを否定するのではない。金属アレルギーを有する患者、またはそれを危惧する患者には、選択肢としてセラミック製（ジルコニア）インプラントの存在を教示・提案できるようになってほしいと感じるのである。

　やみくもにチタンインプラントを否定し、すでにチタンインプラントが埋入されている患者を不安がらせることも避けなければならないことは当然であるが、若い世代の患者に対しては、チタンインプラントの埋入は避けるべきではと思うに至ったのである。メタルフリー歯科を推奨するには、

インプラントもメタルフリーを選択できなければ理に叶わないと考えるからである。

　メタルに劣らない身体への親和性により優れ、しかも審美的な歯科材料があり得るという視点に立って設立された日本メタルフリー歯科学会で、たびたび発表させて頂いた症例を元に、紹介させていただくことにする。

---

■チタンインプラントに関する国内での
　主な金属アレルギー報告文献

●日本歯科評論　2008 年 12 月号
「金属アレルギー、特にチタンアレルギーについて」　松坂賢一、井上 孝
●日本歯科評論　2009 年 10 月号
「インプラントでのチタンアレルギーを経験して」
岩坪玲子、滝野雅文
●ザ・クインテッセンス　2013 年 8 月号
「歯科と金属アレルギー Up to Date　チタンもアレルギーを引き起こす！」　細木真紀、松香芳三、西川啓介

■ジルコニアインプラントに関しての参考文献

●デンタルダイヤモンド　2009 年 10 月号
「歯科の最新テクノロジージルコニアインプラントの臨床応用」　大隅寛子、澤田 淳、本間憲章
●歯科インプラントを科学する─理工学的視点から─「代表的なジルコニアインプラントの紹介（P452-453）」　青木秀希

---

## 2．チタン製からセラミック（メタルフリー）製へ

　1970 年代、さまざまな材料で歯科インプラントが研究開発されていたが、ブローネマルクの偉大なる発見・厳格なプロトコール確立で、世界ではチタンインプラントが主流になり、他の材料での研究はいわば停滞したと言えるかもしれない。

　今日、金属アレルギーのなかでも特にチタンアレルギーの症例報告がなされるようになり、私は世界に目を向けてみた。すると数社からメタルフリーのインプラントが製造販売されていたのである。それらのインプラントの多くはジルコニア製で、酸化ジルコニウムにイットリウムなどを混ぜ、各社独自の製法により完成した複合セラミック製である。

　それらのなかでも Z-Systems 社製が文献や埋入実績が最も充実しており、私は日本で最初に同社の指導を受けてスイスから購入。2009 年 2 月に同僚の歯科医に初めて埋入し、同僚のケースは現在も問題なく機能している。

　以下に私自身の 8 年以上の臨床経験から、Z-SYSTEMS ceramic implants を紹介する。

　現在 EU および FDA 認可の元に人気急上昇中の Z-Systems 社のジルコニアインプラントは、すでに 50,000 本以上の埋入実績がある。私も 140 本以上を埋入し、金属アレルギーの患者や、その心配をする患者にたいへん喜ばれている。代表的なものは 3 タイプあるが、このほかにも製品は充実している。スイス製のこのインプラントは、15 年以上の歴史があり、現在の Z-SYSTEMS ceramic implants は、表面性状の改良により、チタンと同レベルのオッセオインテグレーションを獲得する。

―新潮流― 日本メタルフリー歯科学会理事長による特別寄稿

　製造会社の多くがベンチャー企業であるため、大企業に成長した既存のチタンインプラントメーカーの陰に隠れている。さらにセラミックは、その製造方法により、強度や耐久性に各社製品に差があり、消えてゆく製品やメーカーもあった。そのなかでもスイス製セラミックインプラント（ジルコニア製）に、十分信頼にたるものが存在する。それがこの Z-Systems 社製品である。インプラント体そのものだけでなく、外科的治療範囲に直接に接触する器具は、すべて酸化ジルコニウムで作られている。切削器具は、強化高機能 ATZ 高性能セラミック製（アルミナを酸化ジルコニウムで硬化させたもの）。酸化アルミニウムで強化した酸化ジルコニウムは、ドリルとタップ製造に理想的な素材である。これらの素材を使用した ATZ ドリルは、優れた切削性能と耐摩耗性をもっている。さらにメスと剝離子は、酸化ジルコニウムから射出成形プロセスを使用して製造されている。
　このように使用器材は、体に接触するメスやピンセット、切削用のバーもジルコニア製（すべてメタルフリー）というこだわりも気に入った。

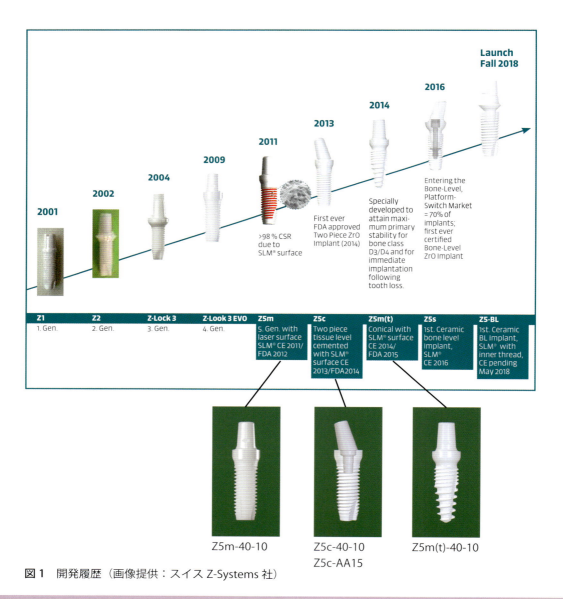

図1　開発履歴（画像提供：スイス Z-Systems 社）

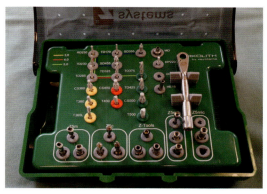

図2　ジルコニア製の骨切削用バー、手術用器材セット

## 3．Z-Systems社のジルコニアインプラント(メタルフリーインプラント)について

　素材や製法については、同社のHP（ http://zsystems.com/ja.html ）から日本語翻訳を紹介したい。

Z5（現在発売中のインプラントは同社の第5世代であるので、略語はZ5）インプラントは、すべてTZP-Bio-IP酸化ジルコニウムから作られている。この素材は「熱間等方圧加圧（HIP）法」というプロセスによって作られており、従来のチタンと比較しても、その曲げ強さははるかに大きくなる。この処理段階では、トンネルオーブン内で2000 barの圧力下で3日間の焼結を行うことにより、素材の密度を高めている。この処理によって、母材の物理的性質を大幅に向上させることができる。

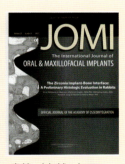

文献掲載の書籍（文献1）
The zirconia implant-bone interface: A preliminary histologic evaluation in rabbits；International Journal of Oral and Maxillofacial Implants. 2008.

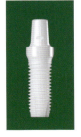

Z5m　ほとんどあらゆるケースに対応できる1ピースのインプラント。1ピースのZ5mインプラントは、上顎、下顎とも、機能面および審美面でのオーラルリハビリテーション向けに、あらゆるケースに対応できる。

Z-SYSTEMS ceramic implantsの特性
・科学テストならびに文書化により証明済みの軟部組織親和性
・審美的に優れた、灰色リングが生じない白いインプラント
・革新的なチェアサイドでのアバットメントカスタマイズ

― 新潮流 ― 日本メタルフリー歯科学会理事長による特別寄稿

| Z5m インプラント | 3.6mm 径 | ショルダー径 | 4.0mm 径 | ショルダー径 | 5.0mm 径 | ショルダー径 |
|---|---|---|---|---|---|---|
| 8 mm |  |  | ○ | 4.8 mm | ○ | 6.0 mm |
| 10 mm | ○ | 4.6 mm | ○ | 4.8 mm | ○ | 6.0 mm |
| 12mm | ○ | 4.6 mm | ○ | 4.8 mm | ○ | 6.0 mm |

1 ピースインプラントのサイズ展開

## 4．生体適合性と骨との結合

　酸化ジルコニウムは、歯の再建治療や整形外科の素材として長年使用されてきており、生体適合性に非常に優れていることが知られている。このことは、多数の臨床研究において示されている。

　酸化ジルコニウムの骨との結合度は、商用純チタンに相当する。Sennerby 他による研究の動物実験（スウェーデン、イェーテボリ）では、酸化ジルコニウムインプラントの除去トルクは、6週後のチタンインプラントの除去トルクに相当することが示された。

　Gahlert 他の研究（ドイツ、ミュンヘン）では、動物実験により粗表面加工の酸化ジルコニウムインプラントは、機械加工酸化ジルコニウムインプラントよりも高い安定性をもつことが示された。表面を粗くすることで骨との接触面が増え、除去トルクに好影響を及ぼす。

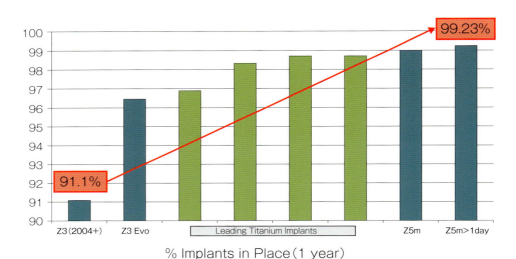

図3　表面性状の改良での目覚ましい進歩
2004 年以来進歩を遂げ、埋入後の保護具が必須とした時代から、埋入トルクが十分得られれば、保護具なしでもオッセオインテグレーション獲得が可能になった

## Case 1　ジルコニアインプラントを使用して

### 患者概要・初診時

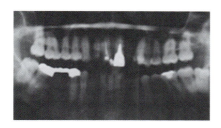

図1　初診時パノラマエックス線写真（2006年5月30日）

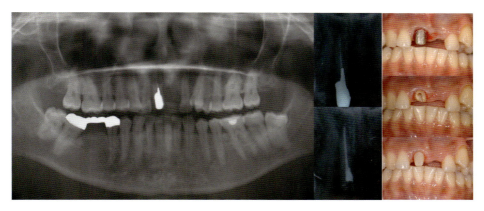

図2　メタルフリー治療開始時
#11　クラウン＆メタルコア除去、再エンド根充、ファイバーコア Set 形成、オールセラミッククラウンへ　#21 ジルコニアインプラントへ

### 38歳／女性

主訴は、「差し歯がとれた」とのことで来院。金属アレルギーの報道をみて、みずから不安を抱いた女性患者の例である。

**2006年5月30日**：初診

**2008年3月7日**：#21 の歯冠継続歯の脱離で来院、破折線を認めたが患者の希望により再装着し、使用継続した。

**2009年2月18日**：#21 再度脱離で来院。抜歯となった。診断は歯根破折。

**2009年5月21日**：再診パノラマエックス線写真撮影（図1）。この日に前歯をきれいにしたいと訴えたために、ブリッジにて修復をすすめた。しかし健康な歯牙を削るのはいやだと訴えた。そして口の中に金属は入れたくない、できればすべて除去したいと訴えた。金属アレルギーが心配とも話しておられた。

そこで、セラミック製（ジルコニア）インプラントの話をしたところ、ぜひお願いしたいと希望された。経済的に厳しいので、少しずつ出来ますかと話しておられたので、最初に前歯部をメタルフリーにした。

―新潮流― 日本メタルフリー歯科学会理事長による特別寄稿

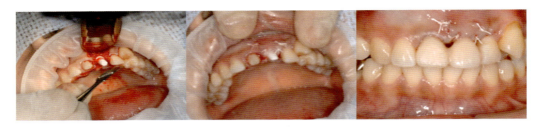

図2　（左から）ジルコニアインプラント埋入時、埋入後支台形成後、保護具（仮歯）装着後

2009年6月11日：ジルコニアZ Look 3　3.6×10mmの埋入手術と同時に、咬合関係を考慮して支台形成を行い、#11支台の保護具（仮歯）を装着した（図2）。
　Z Look 3の時代は埋入後一定期間マイクロムーブメント防止のため、保護具装着がマニュアルに記載してあった。
2009年11月19日：#11#21へオールセラミッククラウンを装着した（図3）。

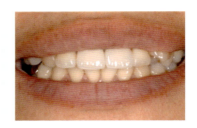

図3　前歯部治療終了

● 治療・経過

〈3年後〉
前歯部は現在も良好に機能し、審美面でも患者は大変満足している。その後半年ごとの定期検診に来院し、3年後に右下のメタルブリッジもメタルフリーに変更することになった。前歯部終了から3年が経ち、経済的にも余裕ができて臼歯部もメタルフリーを希望した。
術前の写真から、前歯部が良好に経過しているのを確認できた。

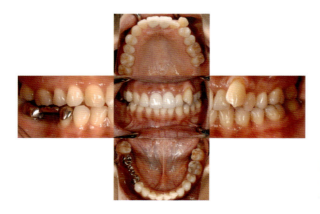

図4　3年経過。#45~47メタルブリッジも治療開始（2012年8月22日）

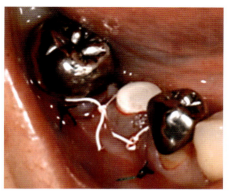 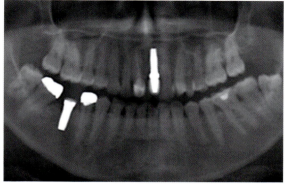

図5　ブリッジ除去後 Z–Systems 2ピースタイプを埋入（国内初症例）。ジルコニアインプラント埋入後（2012年8月22日）

**2012年8月22日**：臼歯部 #45#46#47 のメタルブリッジ部分を治療開始した（図4）。
最初にブリッジのダミー部（#46）に Z-Systems 2ピースタイプを使用し埋入手術を行った。その後 #45#47 クラウンを除去し形成を行い、オールセラミッククラウンを装着してインプラントのオッセオインテグレーションを待った。

**2013年1月9日**：アバットメント（ストレート）装着、形成、印象採得。

**2013年1月17日**：インプラント上部オールセラミッククラウンを装着（図7）。

**2013年1月30日**：クラウンの調整。

**2013年6月19日**：インプラント定期検診へ、現在も6か月に1度、来院中。

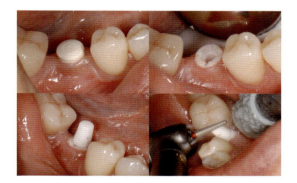

図6　#46 アバットメント装着、支台形成（2013年1月9日）

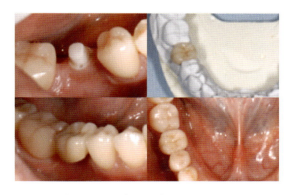

図7　金パラメタルブリッジの支台歯もセラミックに変更。#46 オールセラミッククラウン装着。治療終了（2013年1月17日）

## Case 2　口腔内完全メタルフリーを希望した患者

### 患者概要・初診時

**65歳／男性**

金属アレルギーのマスコミ報道があるたびに、劣化した金銀パラジウムの補綴物を気にして来院する人も多くなったが、本症例は、口腔内の金属を外してほしいと希望して来院した患者。口腔内すべてジルコニアインプラントやセラミッククラウンで、メタルフリー修復をした。

**初診日**：2014年3月3日

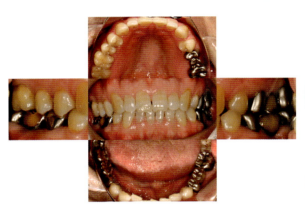
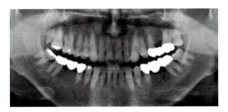

図1、2　初診時口腔内写真およびパノラマエックス線写真

初診時、口腔内は左上、左下、右下ともに④5⑥メタルブリッジおよび右下8メタルインレーが装着されていた。いずれの金属も金銀パラジウム合金と思われ、経年変化による変色および表面粗造がみられた。これらの状態から、劣化による口腔内への金属イオン遊離が考えられる。患者の希望により、現在装着されている歯科金属を除去し、セラミックおよびレジンにて修復することとした。

### 治療・経過

ブリッジの支台歯はオールセラミッククラウンへ、メタルインレーはコンポジットレジン、欠損部は支台歯負担を考慮しブリッジではなくジルコニアインプラントを用いた治療を行った。全身状態に問題はなく、埋入部位における骨量も十分にあり、インプラント埋入の問題はないと判断し、埋入手術に先立ちメタルブリッジ（金銀パラジウム）を除去した。ジルコニアインプラント埋入手術は、チタンインプラントと同手法であるが、デリケートな面も否

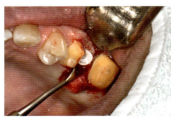
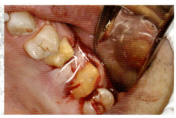

図2　ジルコニアインプラント埋入手術時（2014年4月7日）

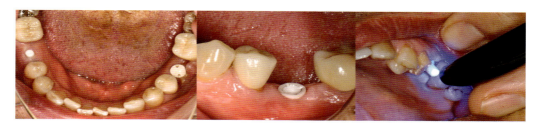

**図3** 二次手術時（2014年9月29日）
アバットメントは接着用レジンセメントにて装着、光照射にて最終硬化する

定できない。マニュアルに従いトルク値を守ることが重要である。特に2ピースでは埋入トルクが重要である。メーカーでは、導入希望者には同社認定指導医によるセミナー受講を義務付けている。Z-Systems 2ピースは、通常カバーキャップは露出するが問題はない。2ピース埋入した部位へは咬合機能の維持を目的にブリッジTECを作製装着した。患者へはブラッシング指導を行い、5か月間の固定期間をおいた。マニュアルによれば、もう少し早くても問題ないであろう。

オッセオインテグレーション後、カバーキャップを除去（エキスカで外すことができる）。私の経験では、大部分のケースで二次手術の必要はない。埋入時にインプラント体のショルダー部分の高さで歯肉上部に露出するからである。EUで、ショルダー部分のない骨レベルでのジルコニアインプラントも発売開始され、アバットメントがメタルフリースクリュー固定のものも近日発売される予定である。

ジルコニアアバットメント植立、形成、印象採得、そしてオールセラミッククラウンを装着した。1ピースのインプラント体を使用した部位では、寒天－アルジネート連合印象でも良いが、ラバーベース印象で模型を製作し補綴物を作製した。マージン部分がクリアーでないケースでは、歯肉圧排や電気メスでの歯肉形成も可能である。マージン部分が歯肉上に出ても問題はない。むしろそのような場合は光学印象も可能で、私はCEREC（Dentsply Sirona）を使用し、遠方からの患者には、午前中に光学印象、午後にはCAD/CAMで作成してセットできるので大変喜ばれている。

いずれもセラミッククラウン装着後、咬合等問題がないことを確認したのち、メインテナンスへ移行した。現在は装着後2年が経過しているが、本人も大変満足し使用している。患者も口腔内メタルフリーになったことで、金属アレルギーの心配もなくなり衛生面でのモチベーションも高くなり、清掃状況は良好である。

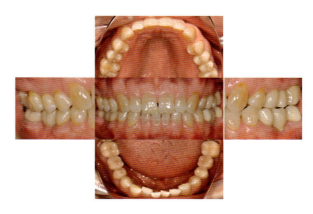

**図4** 治療終了後の口腔内写真（2014年11月12日）

―新潮流― 日本メタルフリー歯科学会理事長による特別寄稿

## Case 3　若年者へのメタルフリー治療

● 患者概要・初診時

**16歳／男性**

初診時2007年7月11日（当時16歳6か月）失活歯根破折で来院。やむなく抜歯を行ったが、年齢的にもインプラントは時期尚早と、両隣在歯に接着で暫間的仮歯を装着し定期的観察を行い、本人23歳の時点でインプラント埋入手術を行った。

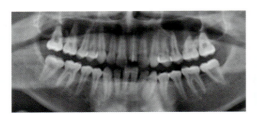

図1　初診時のパノラマエックス線写真
#21失活歯の歯根破折。抜歯を行い、両隣在歯に接着で仮歯を装着

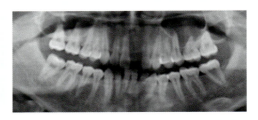

図2　インプラント埋入手術術前のパノラマエックス線写真（2014年2月17日）

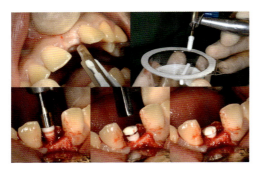

図3　Z-Systems（Z5c）埋入　2ピース
径4.0mm、長さ10mm　カバーキャップ装着

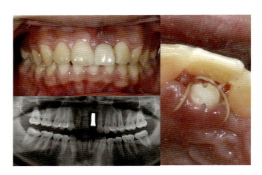

図4　術後1週間の抜糸（2014年2月24日）

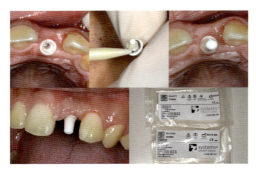

図5　2ピースタイプに、ストレートアバットメント装着。アバットメントは、ストレートと角度付きと2種類選択できる

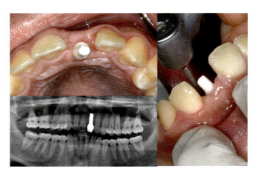

図6　アバットメント装着後すぐ形成できるのが、Z-Systemsの利点である。

● 治療・経過

定期検診に 6 か月ごとに来院しているので、健康な口腔内をこれからも維持していけるであろう。

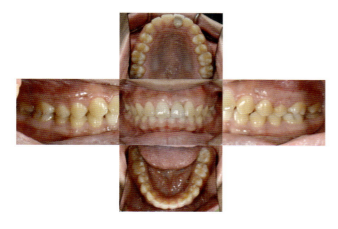

図7　手術後 2 年半、定期検診で来院。良好に経過。本人も満足している（2016 年 9 月 16 日）

## 5．結びに

　日本の金属アレルギー患者のパッチテストの結果を見ると、ニッケルがその原因になっている割合が大きいようだ。米国ではすべてのチタンインプラントにはニッケルが混入しているとの報告もあり、臨床家としては日本の研究者達に、このような部分への追試験を期待したい。

　チタンインプラントが体質に合わないと感じる方の数は、増加傾向が続いている。ここ数年にわたって、こうした金属に対する負の反応も見つかってきている。現在では、これらの例でもわかるように、高性能セラミック製酸化ジルコニウムによる代替素材が利用できるようになっている。ジルコニウム酸化物セラミックなら、プラークの蓄積が大幅に少なくなるため、インプラント周囲炎、心血管疾患、脳卒中の危険も少なくなるといわれている。

　そしてこの素材には、審美的にも大変優れた特徴がある。酸化ジルコニウムには歯肉が非常によく付着するため、審美的に優れた血色と白い歯が実現する。自然の歯と同様の白い素材で、薄くなったあるいは退縮した歯茎であっても、灰色のリングや影が見えることはない。酸化ジルコニウムセラミックは生体適合性に優れ、免疫系を刺激しない。またこの素材について、アレルギー反応は報告されていない。メタルフリー歯科（ノンメタル治療）を心がけることは、これからの歯科医療に不可欠で、インプラントも例外ではないと考えている。

文献

1 ）Oliver Hoffmann, Nikola Angelov, Fabrice Gallez, Ronald E. Jung, Franz E. Weber：The zirconia implant-bone interface: A preliminary histologic evaluation in rabbits；International Journal of Oral and Maxillofacial Implants. 2008．

付録　ココが知りたい！金属アレルギー Q&A

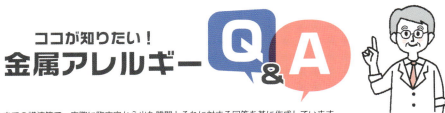

※筆者のこれまでの講演等で、実際に臨床家から出た質問とそれに対する回答を基に作成しています。

## ～症状編～

**Q1** 一般臨床医に来院された患者のアレルギー症状の見出しかたは。

**A1** アクセサリー・時計・メガネ等の金属製品、腕時計の皮バンド（ナメシにクロムを使用）にかぶれたことはないかなどの医療面接が重要です。

**Q2** 金属除去後の完治の基準を教えて下さい。
経過観察の方法・期間を教えて下さい。

**A2** アレルギー症状が消退し、再発がなければ完治したと考えられます。
われわれは、6か月間経過観察を行います。

**Q3** 口腔内金属が原因であるのに、なぜ口腔内に症状が現れないのでしょうか。

**A3** イオン化した金属とタンパクが結合し、アレルゲンとなり、血液を介して全身にまわるためと考えます。

**Q4** 金属冠もレジン製の暫間被覆冠も、装着すると口腔内の違和感を訴える患者さんがおられます。何を使用して、治療を進めていけばよいでしょうか。

**A4** まず、パッチテストにより安全な材料の確認をして下さい。

**Q5** 扁平苔癬の患者に対し、うがいをさせるなどいろいろ対処しましたが、軽減しません。金属が原因でしょうか。

**A5** 扁平苔癬は難治性の病変ですが、金属が原因であることもあります。

**Q6** 掌蹠膿疱症の患者さんの経過観察はどのくらいですか。

**A6** 約6か月でよいのではないかと考えます。

**Q7** 歯周疾患がひどく、ブラッシングに重点をおいて処置を行ってきたところ、足の症状（掌蹠膿疱症？）が改善されました。パッチテストは行っていません。金属を除去する必要はありませんか。

**A7** 歯周疾患も慢性炎症のひとつです。歯周病により起こった掌蹠膿疱症の可能性も考えられます。

**Q8** 銀合金のコアと金パラの全部鋳造冠を装着し、ニッケルクロム合金の金属床を装着したあと鼻の周辺が赤くなったため、義歯の使用を中止したところ消失した。再び装着したら、赤くなった。やはり、金属が原因ですか。

**A8** ニッケルとクロムが疑われますが、レジンの可能性も考えられます。

## ～検査編～

**Q9** パッチテスト以外での検査方法はありますか。

**A9** リンパ球による金属アレルギーの診断もあります。採血した血液中のリンパ球との相性を測る「リンパ球幼若化試験」ですが、限られた歯科用金属元素のみを対象としています。将来的には、リンパ球に金属塩を加えて、Stimulation index (SI) を測る方法も考えられています。

**Q10** パッチテストによって患者が金属感作する可能性はありますか。

**A10** 試薬により感作されないように濃度が調整してあります。市販されている試薬は膨大なデータから濃度を決めています。大多数の人には安全と考えてもよいかと思います。しかし、感作がまったくないとは言い切れません。

**Q11** レジンのアレルギーはあるのでしょうか。

**A11** レジンのアレルギーはありますので、歯科用レジンの使用には注意が必要です。最近では「ジェルネイル」をしている女性には注意が必要です。

**Q12** 皮膚科にてアルミニウムチャンバーでパッチテストを行ったところ、症状が悪化したようです。皮膚科とうまく連携を取らなければいけないのですか。

**A12** アルミニウムに陽性反応を示している患者ではないのでしょうか。

**付録** ＼ ココが知りたい！金属アレルギー Q&A

**Q13** パッチテストは、歯科衛生士が行ってもいいものでしょうか。

**A13** 判定そのものは、歯科医師が行うべきです。
試薬の貼付に関しては、歯科医師の指示のもとで歯科衛生士が行っても構わないでしょう。

**Q14** 皮膚科に依頼する場合の注意点、また伝えたほうがよい希望事項がありましたら教えて下さい。

**A14** 2日後、3日後、7日後まで判定をしていただくように依頼してください。歯科用金属で使用頻度の高いパラジウムは7日後でも反応を示すことがあります。

**Q15** パッチテストで強陽性の判定が出た場合、ステロイド薬を用いるべきですか。

**A15** ステロイド系（リンデロン VG など）を用いたほうが、治癒は早いです。

**Q16** パッチテストの結果は信頼性がありますか。

**A16** この方法はすでに確立されたものであり、信頼性もあります。

**Q17** パッチテストは積極的に行うべきでしょうか。

**A17** 医療面接で金属アレルギーが疑われる場合は、パッチテストを行うことが良いでしょう。

**Q18** 最初のパッチテストではすべての試薬に対し（−）でした。1年後に（＋）になることはありますか。逆に（＋）が（−）になることはありますか。

**A18** 1年後に（＋）になった場合は新たに感作された可能性があります。
また、（＋）から（−）になったとしても感作が消えるとは考えにくいので、最初のパッチテストで刺激反応を陽性ととらえていた可能性があります。

## ～メタルコア編～

**Q19** メタルコアが金属アレルギーのアレルゲンになる可能性はありますか。

**A19** あります。メタルコアも金属腐食を起こします。イオン化した金属元素は象牙細管を自由に通過します。

**Q20** 本来は良くないのですが、メタルコアの場合、歯肉縁下へのマージン設定で、保険治療のため金属はミロシルバーを使用しています。銀への感作陽性はほとんどないとのご発表でしたので、その使用は問題ないと考えてよいでしょうか。

**A20** 銀に対する感作率は低いですが、ミロシルバーにはスズが含まれており、スズの感作率は高いため使用に際しては注意が必要です。

**Q21** メタルコアがアレルゲンとなる可能性はありますか。

**A21** 象牙細管をとおって金属イオンの溶出があります。
よって、メタルコアもアレルゲンになる可能性はあります。

**Q22** メタルコアの金属が原因である場合、除去するだけでよいのでしょうか。
抜歯する必要はありませんか。

**A22** 抜歯する必要はありません。原因除去により、症状は軽くなります。

**Q23** メタルコアの取り扱いについて考えを聞かせて下さい。

**A23** メタルフリーのコアが金属アレルギーの患者さんには有効です。

**Q24** パラジウム陽性の患者さんでブリッジ症例の場合、使用金属をすべて陶材もしくは、ハイブリッドセラミックで包んだ状態で使用するのは適当でしょうか。

**A24** ハイブリッドセラミックという名前であっても、陶材ではなくプラスチック（高分子）なので、金属イオンというレベルでみた場合は溶出する可能性があります。いずれにしてもパラジウムを含んだ合金は使用できません。

付録

付録 ココが知りたい！金属アレルギー Q&A

## 〜金属除去編〜

**Q25** 金属除去療法の期間は。

**A25** 口腔内の金属修復物をすべて除去したのち、6 か月間経過観察を行うことが望ましいと考えています。

**Q26** 感作陽性金属を含有する修復物の除去を行うと、症状を悪化させることがあると思いますが、何か対策はありますか。また、患者さんにはどのような説明をされますか。

**A26** 確実なバキュームを行うしかありません。また、ラバーダム防湿も有効です。患者さんへの説明は除去する前に行っておかないと、症状が悪化してから説明したのでは、患者さんには言い訳に聞こえます。注意してください。

**Q27** アマルガムなどは、はずすときの切削や摩擦熱によって金属が体内に入ることがあり、かえって症状を悪化させることになると聞いています。そういった場合どのように除去されるのでしょうか。

**A27** 確実にバキュームで吸引する方法しかありません。また除去後、患者さんにうがいをして頂く前に、シリンジにてよく口腔内を洗浄して下さい。ラバーダム防湿が可能であれば行うべきでしょう。

**Q28** 口腔内に金属をたくさん入れている患者さんがいますが、全部はずすのですか？

**A28** 陽性金属を含む修復物は除去の対象となります。

**Q29** 陽性と疑わしいメタルコアを歯牙破折のリスクを負ってまで除去するべきですか。

**A29** 症状が改善されなければ除去したほうがよいと思います。

**Q30** アマルガムを除去する際、ラバーダム防湿ができない場合どうするべきですか。

**A30** しっかりとバキュームにて吸引するしかないでしょう。

**Q31** アマルガムを除去した際、歯質に着色がある場合はその部分すべてを切削すべきですか。

**A31** 可能な限り除去したほうがよいと考えます。

## ～ブリッジ編～

**Q32** ブリッジを製作するときはチタンが一番よいのですか。

**A32** 強度から考えれば、CP チタンがよいと思われますが、最近ではジルコニアのブリッジも適用できるのではないでしょうか。

**Q33** エステニアなどハイブリッドセラミックスでブリッジを製作すれば、破折する心配はありませんか。

**A33** 1歯欠損程度の症例であれば可能と考えますが、材質はレジンなので、さほど強度があるとは思えません。

## ～ニッケルクロム編～

**Q34** ウィロニウム（Ni-Cr）は金属アレルギーが少ないと聞きますが。

**A34** 明確なことはわかりませんが、ニッケルを含んだ金属は使用しないほうがいいと思います。

**Q35** マグフィットとアレルギーの関係を教えて下さい。

**A35** マグフィットはニッケルとクロムを含有する金属が使用されていますので、それらの金属に感作陽性の患者ではアレルギー反応を呈する場合があります。

**Q36** パラジウムの溶出傾向が強いように思われます。パラジウムの高騰から、ニッケルクロムの鋳造冠を使用していますが、どう思われますか。

**A36** ニッケル合金の鋳造冠は私どもでは使用していません。ニッケルには発ガン性があるとの報告もあります。

付録　ココが知りたい！金属アレルギー Q&A

## ～チタン編～

**Q37** パッチテストにおいて、チタンとモノマーのそれぞれの陽性率は。

**A37** 陽性率はわかりませんが、チタンとモノマーそれぞれ陽性反応があります。チタンは生体親和性がよいといわれていますが、アレルギーが無い訳ではありません。

**Q38** CPチタンとチタン合金の技工料にかなりの差があります。
どちらを使用したほうがよいのでしょうか。

**A38** CPチタンとはコマーシャルピュアチタンのことで、99.99％のチタンのことです。チタン合金はニッケルや添加元素の存在も確認されていますので、CPチタンのほうがよいでしょう。

**Q39** チタンに対するアレルギーはありますか。

**A39** どんな材料にもアレルギー反応は起こり得ます。

**Q40** メタルコアをチタンで製作する方法はありますか。
あらゆる金属が適さない人にはピンは何を使用すればよいですか。

**A40** ファイバーポストを使用した築造法があります。しかし、レジンに対するアレルギー患者には使用できません。

## ～セラミック編～

**Q41** ポーセレンのステインやコンポジットレジンの色素にも金属が使われていると聞きます。メーカーに問い合わせても何の金属なのかは教えてくれません。先生はどのようにして合金の微量元素も含め、メーカーから情報を得ているのですか。

**A41** 先生方がお聞きになるときは、患者さんがどの金属元素に対して陽性なのかを伝え、使用する金属にその元素が含まれているか否かをお聞きになれば、メーカーに答えていただけると思います。

**Q42** ポーセレン自体やポーセレンのステインに含有されている金属は、アレルギーに影響はありませんか。

**A42** 今のところ、そのような報告はありません。

## ～合着材編～

**Q43** セメントにも金属が入っていますが、先生はどのようなセメントを選ばれていますか。

**A43** 陽性金属元素がわかっているときは、その元素が含まれているセメントの使用を避けるようにしています。たとえば、亜鉛に陽性反応を示す患者さんではグラスアイオノマーフジ1を使用し、亜鉛が含まれているビトレマーは使用しないようにしています。

**Q44** 暫冠の仮着用セメントには何を使用されていますか？

**A44** 陽性金属元素に左右されます。ほとんどの仮着材に亜鉛が含まれています。

**Q45** セメント「3M ビスタイト」を使用したところ、症状が悪化しました。安全なセメントはありますか？

**A45** すべての患者さんに安全なセメントはありません。個々に対応すべきで、患者さんの感作陽性金属元素を含まないセメントを使用するべきです。

## ～その他～

**Q46** 複数の金属に感作している患者さんのなかには、自費治療になることでドロップアウトする方がいます。先生はそのような患者さんにどう対応されていますか。

**A46** 金属アレルギーは病気ではありますが、金合金やポーセレンなどは保険ルールにより使用できません。最近では金属が使用できない患者さんに、レジンなどの材料を使用し治療する CAD/CAM 冠が保険適用になりました。

**Q47** 舌痛症と金属アレルギーの関係をどう思われますか。

**A47** 関係は非常に少ないと思います。

**Q48** 歯肉に金属が取り込まれている場合があります。どのような処置を行えばよいのでしょうか。

**A48** 細胞内に金属が取り込まれているので、細胞ごと除去する（歯肉切除）方法で対応します。

付録

93

# 付録 ｜ ココが知りたい！金属アレルギー Q&A

**Q49** 金属の腐食を防止することはできますか。

**A49** 貴金属を添加したり、不動態膜の形成により腐食しにくくしたりすることは可能ですが、完全には防げません。

**Q50** 金属以外の歯科材料にアレルギーがある場合はどうすればよいでしょうか。

**A50** アレルギーが即時型でない場合で、一時的に接触するだけの材料である印象材などは使用してもよいと思います。

**Q51** アレルギーである患者さんに金属を使用してしまった歯科医師に対して、何か公的な救済法はありますか？

**A51** ありません。陽性金属元素が明らかである患者さんに対し、同金属を使用した場合は患者さんから訴えられる可能性があります。

**Q52** 治療するたびに「痛みがほかに移る」という患者さんに対する治療法は、アトピーと金属アレルギーを疑って診断したほうがよいですか。
※口腔神経症の疑いもあるためアレルギーへの直接関与は低い質問内容

**A52** アレルギーとは関係ないと思いますが、パッチテストでアレルギーを棄却することも重要と考えます。

**Q53** 冠装着後、どのくらいで金属溶出が起きるのでしょうか。

**A53** 口腔内は金属が腐蝕しやすい環境ですが、どれぐらいで溶出が起こるかは不明です。また、口腔内の状態はすべての患者さんで異なります。

**Q54** 必須元素で、何故アレルギーが起こるのでしょうか。

**A54** 必須元素であっても必要量の 10 倍〜 100 倍の量が体内に入った場合はアレルギーを発症する可能性があるといわれています。

**Q55** 電磁波（携帯電話、電子レンジなど）は金属溶出を促進しますか。

**A55** 通常われわれが生活している環境での電磁波では、金属の溶出を促進するとは考えにくいです。

**Q56** 根管処置を行ったら、造影剤に対しアレルギー反応を起こしました。
根管充塡材はどうすべきでしょうか。

**A56** 根管充塡材を除去し、アレルギー反応を起こさない材料で治療を進めてください。

**Q57** 視診にて、金属が判定できない場合のリスクは。

**A57** 肉眼での判定正解率は約80％という学会発表データがあります。

**Q58** 経過観察期間が6か月とありますが、目安はありますか。

**A58** 症状が軽減したのであれば、6か月以内でも構いません。

# 歯科鋳造用金属の成分表

## 銀合金

| 製品名 | メーカー | 金属元素 | | | | |
|---|---|---|---|---|---|---|
| | | Pd | Au | Sn | Cu | Zn |
| ミロシルバー | ジーシー | | | ● | | ● |
| ミロスリー | ジーシー | | | ● | | ● |
| ミロブライト | ジーシー | | | ● | | ● |
| キャスティングシルバー S | ジーシー | ● | | | | ● |
| キャスティングシルバーコアー | ジーシー | ● | | | | ● |
| ユニシルバー65-n | YAMAKIN | | | ● | | ● |
| ユニシルバー73 | YAMAKIN | | | ● | | ● |
| ユニS | YAMAKIN | | | ● | | ● |
| ユニ1-n | YAMAKIN | ● | | ● | ● | ● |
| ユニコム7 | YAMAKIN | ● | | | | ● |
| ユニコム5 | YAMAKIN | ● | | | | ● |
| シルバーデラックス5 | YAMAKIN | ● | | | | ● |
| アサヒキャストシルバーI | アサヒプリテック | | | ● | | ● |
| アサヒキャストシルバーII | アサヒプリテック | | | ● | | ● |
| アサヒキャストシルバーα | アサヒプリテック | ● | | ● | | ● |
| アサヒキャストシルバーβ | アサヒプリテック | ● | | | | ● |
| イシフクニューシルバー | 石福金属興業 | | | ● | | ● |
| クリアシルバー | 石福金属興業 | | | ● | | ● |
| イシフクアロイシルバー | 石福金属興業 | ● | | | | ● |
| イシフクプレミアムシルバー | 石福金属興業 | ● | | | | ● |
| シルビジウム H | 日本歯研工業 | | | | | ● |
| 歯研 サリバンパラエイトタフネス | 日本歯研工業 | ● | | | | ● |
| 歯研 サリバン S | 日本歯研工業 | | | | | ● |
| サリバンプラチナ E | 日本歯研工業 | ● | | | | ● |
| サクセス E | 日本歯研工業 | ● | | | | ● |
| グランドシルバーエス | 堤田貴金属工業 | | | ● | | ● |
| ツツミダシルバー DX | 堤田貴金属工業 | | | ● | | ● |
| キャスティングシルバー | 堤田貴金属工業 | | | ● | | ● |
| エボセブンシルバー | 堤田貴金属工業 | ● | | ● | | ● |
| ツツミダ エコシルバー | 堤田貴金属工業 | ● | | ● | | ● |
| ツツミダ シルバープリン | 堤田貴金属工業 | ● | | | | ● |
| ミラロイ　タイプII | アイディエス | | | ● | | ● |
| ミラロイ　タイプIII | アイディエス | | | ● | ● | ● |
| ミラロイ EX | アイディエス | ● | | | | ● |
| シャイニーシルバー | アイディエス | | | ● | | ● |
| シルバートップ　タイプII | デンツプライシロナ | ● | | ● | | ● |
| サンシルバー CB | デンツプライシロナ | | | | ● | ● |
| サンシルバー IN | デンツプライシロナ | | | ● | | ● |
| ギンパラショット S | 徳力本店 | ● | | | | ● |
| シルキャスト6P | 徳力本店 | ● | | | | ● |
| シルキャスト | 徳力本店 | ● | | | | ● |
| SP エース 660 | 徳力本店 | | | ● | | ● |

※実際の治療にあたっては、必ずご自身でもメーカー添付資料または HP などで成分をご確認ください。

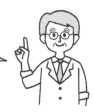

製品添付の説明書より、歯科鋳造用金属の成分を表にまとめました。比較的多くの皮膚科で取り扱いがあり、検査可能な鳥居薬品パッチテスト試薬金属を中心に掲載しています。この表に掲載されていない製品や金属成分については、販売元に連絡してください。また、実際の治療の際は、必ずご自身でもメーカー添付資料またはHPなどで成分をご確認いただくようお願いいたします。

| In | Pt | Ni | Ir | Ti | Mn | Co | Cr | Ag | Al | Fe | その他 |
|---|---|---|---|---|---|---|---|---|---|---|---|
|  |  |  |  |  |  |  |  | ● | ● |  |  |
|  |  |  |  |  |  |  |  | ● | ● |  |  |
| ● |  |  |  |  |  |  |  | ● |  |  |  |
| ● |  |  |  |  |  |  |  | ● |  |  | Ga |
| ● |  |  |  |  |  |  |  | ● |  |  | Ga |
|  |  |  |  |  |  |  |  | ● | ● |  | Re |
| ● |  |  |  |  |  |  |  | ● | ● |  | Ru |
| ● |  |  |  |  |  |  |  | ● | ● |  | Ru |
| ● |  |  | ● |  |  |  |  | ● | ● |  |  |
| ● |  |  | ● |  |  |  |  | ● | ● |  |  |
| ● |  |  | ● |  |  |  |  | ● | ● |  | Ga |
| ● |  |  | ● |  |  |  |  | ● | ● |  |  |
|  |  |  |  |  |  |  |  | ● |  |  |  |
| ● |  |  |  |  |  |  |  | ● | ● |  | Ru |
| ● |  |  |  |  |  |  |  | ● |  |  | Ru, Ga |
| ● |  |  |  |  |  |  |  | ● |  |  |  |
| ● |  |  | ● |  |  |  |  | ● |  |  |  |
| ● |  |  |  |  |  |  |  | ● |  |  | Ga |
| ● |  |  |  |  |  |  |  | ● |  |  |  |
| ● |  |  |  |  |  |  |  | ● |  |  |  |
| ● |  |  |  |  |  |  |  | ● |  |  |  |
| ● | ● |  |  |  |  |  |  | ● |  |  |  |
| ● | ● |  |  |  |  |  |  | ● |  |  |  |
| ● |  |  |  |  |  |  |  | ● |  |  | Ge |
| ● |  |  |  |  |  |  |  | ● |  |  |  |
| ● |  |  |  |  |  |  |  | ● |  |  |  |
|  |  |  |  |  |  |  |  | ● |  |  |  |
|  |  |  |  |  |  |  |  | ● |  |  |  |
|  |  |  |  |  |  |  |  | ● |  |  |  |
|  |  |  |  |  |  |  |  | ● | ● |  |  |
|  |  |  |  |  |  |  |  | ● |  |  |  |
|  |  |  |  |  | ● |  |  | ● |  |  |  |
|  |  |  |  |  |  |  |  | ● |  |  |  |
|  |  |  |  |  |  |  |  | ● |  |  |  |
|  |  |  |  |  |  |  |  | ● |  |  |  |
|  |  |  |  |  |  |  |  | ● |  |  |  |
| ● |  |  |  |  |  |  |  | ● |  |  |  |
| ● |  |  |  |  |  |  |  | ● |  |  |  |
| ● |  |  |  |  |  |  |  | ● |  |  |  |
| ● |  |  |  |  |  |  |  | ● |  |  |  |

付録

# 付録 歯科鋳造用金属の成分表

| 製品名 | メーカー | Pd | Au | Sn | Cu | Zn |
|---|---|:-:|:-:|:-:|:-:|:-:|
| 松風スーパーシルバー | 松風 | | | ● | | ● |
| 松風スーパーインレー | 松風 | | | ● | | ● |
| ファインシルバー | 松風 | | | ● | | ● |
| オーラルスリー | 大浦貴金属工業 | | | ● | | ● |
| オーラルライト | 大浦貴金属工業 | | | ● | | ● |
| クリエイトシルバー | 大浦貴金属工業 | | | ● | | ● |
| P.G シルバー | 大浦貴金属工業 | ● | | ● | | ● |
| ライトプラス | 大浦貴金属工業 | ● | | ● | | ● |
| オーラルシルバー P | 大浦貴金属工業 | ● | | | | ● |
| マイティシルバー | 大浦貴金属工業 | | | ● | | ● |
| キャスコムシルバー | デンケン・ハイデンタル | | | ● | ● | ● |
| キンガ タイプ1 | デンケン・ハイデンタル | | | ● | | ● |
| キンガ スーパーコアー | デンケン・ハイデンタル | | | ● | ● | ● |
| キンガ(タイプII) | デンケン・ハイデンタル | ● | | ● | | ● |
| キンカ ハードタイプ | デンケン・ハイデンタル | ● | | ● | | ● |
| MeritSilver65 N | ケーオーデンタル | | | ● | | ● |
| MeritSilverLight N | ケーオーデンタル | | | ● | | ● |
| BeautySilverDX | ケーオーデンタル | ● | | | | ● |
| BeautySilverS | ケーオーデンタル | ● | | | | ● |
| ルビスター | ルビー | ● | | ● | | ● |
| ルビスターハードII | ルビー | ● | | ● | | ● |
| ルビスターホワイト | ルビー | | | ● | | ● |

## 金パラ

| 製品名 | メーカー | 金属元素 | | | | |
|---|---|:-:|:-:|:-:|:-:|:-:|
| | | Pd | Au | Sn | Cu | Zn |
| キャストウェル M.C. 12% | ジーシー | ● | ● | | ● | ● |
| キャストウェル M.C. 20% | ジーシー | ● | ● | | ● | ● |
| パラゼット12-n | YAMAKIN | ● | ● | | ● | ● |
| アサヒキャスト 12 | アサヒプリテック | ● | ● | | ● | ● |
| アサヒキャスト 12 ピュア | アサヒプリテック | ● | ● | | ● | ● |
| キャストマスター 12S | アイディエス | ● | ● | ● | ● | ● |
| キャストマスター 12L | アイディエス | ● | ● | ● | ● | ● |
| キャストマスター 12G | アイディエス | ● | ● | | ● | ● |
| イシフクキンパラ G12 | 石福金属興業 | ● | ● | | ● | ● |
| オオウラニューキャスト 12 | 大浦貴金属工業 | ● | ● | | ● | ● |
| キンパラエース 12S | 徳力本店 | ● | ● | | ● | ● |
| スーパーキャストIII | 徳力本店 | ● | ● | | ● | ● |
| AP エース 500P | 徳力本店 | ● | ● | | ● | ● |
| ツツミダスーパーマイルド DX12 | 堤田貴金属 | ● | ● | | ● | ● |
| パラグロリア F.G.12 | 日本歯研工業 | ● | ● | | ● | ● |
| エステパラ E | 日本歯研工業 | ● | ● | | ● | ● |
| ルビー金パラ 12 | ルビー | ● | ● | | ● | ● |
| NEW PALLA-GOLD12 | ケーオーデンタル | ● | ● | | ● | ● |

## 銀パラ合金

| 製品名 | メーカー | 金属元素 | | | | |
|---|---|:-:|:-:|:-:|:-:|:-:|
| | | Pd | Au | Sn | Cu | Zn |
| P キャスト2 | YAMAKIN | ● | | | ● | ● |
| パラエース 25 | 日本歯研工業 | ● | | | ● | |
| インパラロイ3 | 大浦貴金属工業 | ● | | | ● | |
| マックスロイ G- 5 | ルビー | ● | ● | | ● | ● |
| マックスロイ G | ルビー | ● | ● | | ● | ● |
| マックスロイ | ルビー | ● | | | ● | ● |
| マックスロイ 27 | ルビー | ● | | | ● | ● |

※実際の治療にあたっては、必ずご自身でもメーカー添付資料または HP などで成分をご確認ください。

| In | Pt | Ni | Ir | Ti | Mn | Co | Cr | Ag | Al | Fe | その他 |
|----|----|----|----|----|----|----|----|----|----|----|------|
| ● |  |  |  |  |  |  |  | ● |  |  |  |
| ● |  |  |  |  |  |  |  | ● |  |  |  |
| ● |  |  |  |  |  |  |  | ● |  |  | Ge |
| ● |  |  |  |  |  |  |  | ● |  |  |  |
| ● |  |  |  |  |  |  |  | ● |  |  |  |
| ● |  |  |  |  |  |  |  | ● |  |  | Ga |
| ● |  |  |  |  |  |  |  | ● |  |  |  |
| ● |  |  |  |  |  |  |  | ● |  |  |  |
| ● | ● |  |  |  |  |  |  | ● |  |  |  |
|  |  |  |  |  |  |  |  | ● |  |  |  |
|  |  |  |  |  |  |  |  | ● |  |  |  |
| ● |  |  |  |  |  |  |  | ● |  |  |  |
| ● |  |  |  |  |  |  |  | ● |  |  |  |
|  |  |  |  |  |  |  |  | ● |  |  |  |
| ● |  |  |  |  |  |  |  | ● |  |  |  |
| ● | ● |  |  |  |  |  |  | ● |  |  |  |
| ● |  |  |  |  |  |  |  | ● |  |  | Ga |
| ● |  |  |  |  |  |  |  | ● |  |  |  |
| ● |  |  |  |  |  |  |  | ● |  |  |  |
|  |  |  |  |  |  |  |  | ● |  |  |  |

**金属元素**

| In | Pt | Ni | Ir | Ti | Mn | Co | Cr | Ag | Al | Fe | その他 |
|----|----|----|----|----|----|----|----|----|----|----|------|
| ● |  |  | ● |  |  |  |  | ● |  |  |  |
|  |  |  | ● |  |  |  |  | ● |  |  |  |
| ● |  |  | ● |  |  |  |  | ● |  |  | Ga |
| ● |  |  | ● |  |  |  |  | ● |  |  |  |
| ● |  |  | ● |  |  |  |  | ● |  |  | Ga |
| ● |  |  |  |  |  |  |  | ● |  |  |  |
| ● |  |  |  |  |  |  |  | ● |  |  |  |
| ● |  |  |  |  |  |  |  | ● |  |  | Nb |
| ● |  |  | ● |  |  |  |  | ● |  |  |  |
| ● |  |  | ● |  |  |  |  | ● |  |  |  |
| ● |  |  |  |  |  |  |  | ● |  |  |  |
|  |  |  |  |  |  |  |  | ● |  |  |  |
| ● |  |  | ● |  |  |  |  | ● |  |  |  |
| ● |  |  |  |  |  |  |  | ● |  |  |  |
| ● |  |  |  |  |  |  |  | ● |  |  |  |
| ● |  |  | ● |  |  |  |  | ● |  |  |  |

**金属元素**

| In | Pt | Ni | Ir | Ti | Mn | Co | Cr | Ag | Al | Fe | その他 |
|----|----|----|----|----|----|----|----|----|----|----|------|
| ● |  |  |  |  |  |  |  | ● |  |  |  |
|  |  |  |  |  |  |  |  | ● |  |  |  |
| ● |  |  |  |  |  |  |  | ● |  |  |  |
|  |  |  |  |  |  |  |  | ● |  |  | Ru |
|  |  |  |  |  |  |  |  | ● |  |  |  |
|  |  |  |  |  |  |  |  | ● |  |  |  |
|  |  |  |  |  |  |  |  | ● |  |  |  |

付録

# 付録　歯科鋳造用金属の成分表

## コバルト - クロム合金

| 製品名 | メーカー | 金属元素 | | | | |
|---|---|---|---|---|---|---|
| | | Pd | Au | Sn | Cu | Zn |
| コバルトキャスト | ジーシー | | | | | |
| ウィップロイ EX | 日本歯研工業 | | | | | |
| プレミアキャスト ソフト | デンケン・ハイデンタル | | | | | |
| プレミアキャスト ハード | デンケン・ハイデンタル | | | | | |
| ハイコバルト H | デンケン・ハイデンタル | | | | | |
| ハイコバルト S | デンケン・ハイデンタル | | | | | |
| バイオキャスト | デンケン・ハイデンタル | | | | | |
| スーパーキャスト Co | デンケン・ハイデンタル | | | | | |
| キャスコロイ -C | デンケン・ハイデンタル | | | | | |
| J クラウン | ルビー | | | | | |
| タフコバルト | ルビー | | | | | |
| チタトロンコバルト | ルビー | | | | | |
| ヘラニウム CE | クルツァージャパン | | | | | |
| ヘラニウム EH | クルツァージャパン | | | | | |
| ヘラニウムレーザー | クルツァージャパン | | | | | |
| アイクローム | アイディエス | | | | | |
| リジットクローム | アイディエス | | | | | |
| アイクローム MB | アイディエス | | | | | |
| アイコバルト MB260 | アイディエス | | | | | |
| コバルタン | 松風 | | | | | |

## ニッケル - クロム合金

| 製品名 | メーカー | 金属元素 | | | | |
|---|---|---|---|---|---|---|
| | | Pd | Au | Sn | Cu | Zn |
| ハイクロムソフト -7 | デンケン・ハイデンタル | | | ● | ● | |
| ハイ : リューム | デンケン・ハイデンタル | | | ● | ● | |
| ハイ : リュームⅢ | デンケン・ハイデンタル | | | | ● | |
| ニュー・ベスト・リューム | デンケン・ハイデンタル | | | | ● | |
| アドキャスト | 日本歯研工業 | | | | | |
| サイクロン G Ⅱ | 日本歯研工業 | | | | | |
| 松風デントニッケル | 松風 | | | | ● | |

## 白金加金

| 製品名 | メーカー | 金属元素 | | | | |
|---|---|---|---|---|---|---|
| | | Pd | Au | Sn | Cu | Zn |
| 白金加金 M.C. 鋳造用　★ | ジーシー | ● | ● | | ● | ● |
| プラチナゴールド 70 | ジーシー | | ● | | ● | ● |
| プラチナゴールド 55 | ジーシー | ● | ● | | ● | ● |
| プラチナゴールド 35 | ジーシー | ● | ● | | ● | ● |
| PGA-2 | 石福金属興業 | ● | ● | | ● | ● |
| PGA-3 | 石福金属興業 | | ● | | ● | |
| PGA-12 | 石福金属興業 | ● | ● | | ● | |
| PGA-13 | 石福金属興業 | ● | ● | | ● | |
| PGA-21 | 石福金属興業 | ● | ● | | ● | ● |
| PGA-45LG | 石福金属興業 | ● | ● | | ● | |
| PGA-55 | 石福金属興業 | ● | ● | | ● | |
| PGA-73PZ | 石福金属興業 | | ● | | ● | |
| イシフクキャスティングゴールド タイプⅢ | 石福金属興業 | ● | ● | | ● | ● |
| イシフクキャスティングゴールド タイプⅣ | 石福金属興業 | ● | ● | | ● | ● |
| ロイヤルゴールド 70 | 提田貴金属工業 | ● | ● | | ● | ● |
| ロイヤルゴールド 40 | 提田貴金属工業 | ● | ● | | ● | ● |
| ティーケーゴールド | アイディエス | | ● | | ● | ● |
| キャストマスターゴールド | アイディエス | | ● | | ● | ● |

※実際の治療にあたっては、必ずご自身でもメーカー添付資料または HP などで成分をご確認ください。

## 金属元素

| In | Pt | Ni | Ir | Ti | Mn | Co | Cr | Ag | Al | Fe | その他 |
|----|----|----|----|----|----|----|----|----|----|----|----|
|  |  |  |  |  |  | ● | ● |  |  | ● | Nb, W, Mo, Si |
|  |  |  |  |  |  | ● | ● |  |  |  | Mo |
|  |  |  |  |  | ● | ● | ● |  |  | ● | Mo, Si, Nb |
|  |  |  |  |  | ● | ● | ● |  | ● | ● | Mo, Si, Nb |
|  |  | ● |  |  | ● | ● | ● |  | ● | ● | Mo, Si |
|  |  | ● |  |  | ● | ● | ● |  |  | ● | Mo, Si, C |
|  |  | ● |  |  | ● | ● | ● |  | ● | ● | Mo, Si |
|  |  |  |  |  | ● | ● | ● |  |  |  | Mo, Si |
|  |  |  |  |  |  | ● | ● |  |  |  | Mo, 他非公表 |
|  |  |  |  |  | ● | ● | ● |  |  | ● | Si, Mo, Ga |
|  |  |  |  |  | ● | ● | ● |  |  | ● | Mo, Si, W |
|  |  |  |  | ● | ● | ● | ● |  | ● | ● | Mo, Si, W, |
|  |  |  |  |  | ● | ● | ● |  |  |  | Mo, Si, N, C |
|  |  |  |  |  | ● | ● | ● |  |  |  | Mo, Si, N, C |
|  |  |  |  |  | ● | ● | ● |  |  |  | Mo, Si, N, C |
|  |  |  |  |  | ● | ● | ● |  |  | ● | Mo |
|  |  |  |  |  | ● | ● | ● |  |  |  | Mo, Nb |
|  |  |  |  |  | ● | ● | ● |  |  |  | Mo, W, |
|  |  |  |  |  | ● | ● | ● |  |  | ● | Mo. Ga |
|  |  |  |  |  | ● | ● | ● |  |  |  | Mo |

## 金属元素

| In | Pt | Ni | Ir | Ti | Mn | Co | Cr | Ag | Al | Fe | その他 |
|----|----|----|----|----|----|----|----|----|----|----|----|
|  |  | ● |  |  | ● |  | ● | ● | ● | ● | Si, C, Ca |
|  |  | ● |  |  |  |  | ● | ● | ● | ● | Si, C, Ca |
|  |  | ● |  |  | ● |  | ● | ● | ● |  | Mo, Si, Nb |
|  |  | ● |  |  | ● |  | ● | ● | ● |  | Mo, Si, Nb |
| ● |  | ● |  |  |  | ● | ● | ● |  |  |  |
|  |  | ● |  |  |  |  | ● | ● |  |  | Mo |
|  |  | ● |  |  | ● | ● | ● | ● | ● |  | Mo, Nb |

## 金属元素

| In | Pt | Ni | Ir | Ti | Mn | Co | Cr | Ag | Al | Fe | その他 |
|----|----|----|----|----|----|----|----|----|----|----|----|
|  | ● |  | ● |  |  |  |  | ● |  |  |  |
| ● | ● |  |  |  |  |  |  | ● |  |  | Ru |
| ● | ● |  |  |  |  |  |  | ● |  |  | Ru |
|  | ● |  | ● |  |  |  |  | ● |  |  |  |
|  | ● |  | ● |  |  |  |  | ● |  |  |  |
|  | ● |  | ● |  |  |  |  | ● |  |  |  |
|  | ● |  | ● |  |  |  |  | ● |  |  |  |
|  | ● |  | ● |  |  |  |  | ● |  |  |  |
|  | ● |  | ● |  |  |  |  | ● |  |  |  |
|  | ● |  |  |  |  |  |  | ● |  |  |  |
|  | ● |  | ● |  |  |  |  | ● |  |  |  |
|  | ● |  | ● |  |  |  |  | ● |  |  |  |
|  | ● |  | ● |  |  |  |  | ● |  |  |  |
| ● | ● |  |  |  |  |  |  | ● |  |  |  |
|  | ● |  | ● |  |  | ● |  | ● |  |  |  |
|  | ● |  |  |  |  |  |  | ● |  |  |  |

★のついた製品は、現在は販売中止されています。

# 付録　歯科鋳造用金属の成分表

| 製品名 | メーカー | Pd | Au | Sn | Cu | Zn |
|---|---|:-:|:-:|:-:|:-:|:-:|
| ヒーゴールト | アイディエス | ● | ● | ● | ● | ● |
| A³ フィット3 | アサヒプリテック |  | ● |  | ● | ● |
| A³ フィット2 | アサヒプリテック | ● | ● |  | ● | ● |
| A³ フィット1 | アサヒプリテック | ● | ● |  | ● | ● |
| OSG-72 | 大浦貴金属工業 | ● | ● |  | ● | ● |
| OSG-56 | 大浦貴金属工業 | ● | ● |  | ● | ● |
| PGS-7 | ケーオーデンタル | ● | ● |  | ● | ● |
| PGS-10 | ケーオーデンタル | ● | ● |  | ● | ● |
| PGS-PX73 | ケーオーデンタル | ● | ● |  | ● | ● |
| BeautyGold 4 | ケーオーデンタル | ● | ● |  | ● | ● |
| BeautyGold40 | ケーオーデンタル | ● | ● |  | ● | ● |
| GL,G | ルビー | ● | ● |  | ● |  |

## 金合金

| 製品名 | メーカー | 金属元素 | | | | |
|---|---|:-:|:-:|:-:|:-:|:-:|
| | | Pd | Au | Sn | Cu | Zn |
| キャスティングゴールド M.C. タイプ I | ジーシー |  | ● |  | ● |  |
| キャスティングゴールド M.C. タイプ II | ジーシー | ● | ● |  | ● | ● |
| キャスティングゴールド M.C. タイプ III | ジーシー | ● | ● |  | ● | ● |
| キャスティングゴールド M.C. タイプ IV | ジーシー | ● | ● |  | ● | ● |
| K.18M.C. ゴールドアロイ | ジーシー | ● | ● |  | ● |  |
| K.16M.C. ゴールドアロイ | ジーシー | ● | ● |  | ● |  |
| K.14M.C. ゴールドアロイ | ジーシー | ● | ● |  | ● |  |
| K20 | 石福金属興業 |  | ● |  |  |  |
| K18 | 石福金属興業 |  | ● |  | ● |  |
| イシフク K14 インレー | 石福金属興業 |  | ● | ● | ● |  |
| K14PZ フリー | 堤田貴金属工業 |  | ● | ● |  |  |
| K14 キャスティングゴールドインレー | 堤田貴金属工業 | ● | ● |  | ● |  |
| K18 キャスティングゴールド | 堤田貴金属工業 | ● | ● |  | ● |  |
| K20 キャスティングゴールド | 堤田貴金属工業 | ● | ● |  | ● |  |
| ロイヤルゴールド DX | 堤田貴金属工業 | ● | ● |  | ● | ● |
| スーパーフィットゴールド 60 （SFG60） | 日本歯研工業 | ● | ● |  |  | ● |
| キンバレイ 20E | 日本歯研工業 | ● | ● |  |  |  |
| キンバレイ 20H | 日本歯研工業 | ● | ● |  |  |  |
| キンバレイ 26 | 日本歯研工業 | ● | ● |  |  |  |
| キンバレイ 26H | 日本歯研工業 | ● | ● |  |  |  |
| キンバレイ 30 | 日本歯研工業 | ● | ● |  |  |  |
| グリーンゴールド 67 | 日本歯研工業 | ● | ● |  | ● |  |
| マックスゴールド | 日本歯研工業 | ● | ● |  | ● |  |
| アイ 18K | アイディエス |  | ● |  | ● |  |
| アイ 20K | アイディエス |  | ● |  | ● |  |
| GP エース 305 | 徳力本店 |  | ● |  | ● |  |
| GP エース 330 | 徳力本店 | ● | ● |  | ● |  |
| GP エース 360 | 徳力本店 | ● | ● |  | ● |  |
| KP エース 220 | 徳力本店 | ● | ● |  | ● |  |
| KP エース 200S | 徳力本店 | ● | ● |  | ● |  |
| KP エース 125 | 徳力本店 | ● | ● |  | ● | ● |
| 歯科用 K20 板 | 徳力本店 |  | ● |  | ● |  |
| 歯科用 K18 板 | 徳力本店 |  | ● |  | ● |  |
| 歯科用 K14 板 | 徳力本店 |  | ● |  | ● | ● |
| スーパーゴールド Pt ロゼ | 松風 |  | ● |  | ● | ● |
| 松風スーパーゴールド タイプ3 | 松風 | ● | ● |  | ● | ● |
| 松風スーパーゴールド タイプ4 | 松風 | ● | ● |  | ● | ● |
| ハイキャストゴールド タイプ1 | 大浦貴金属工業 |  | ● |  | ● |  |
| ハイキャストゴールド タイプ2 | 大浦貴金属工業 | ● | ● |  | ● | ● |

※実際の治療にあたっては、必ずご自身でもメーカー添付資料または HP などで成分をご確認ください。

| In | Pt | Ni | Ir | Ti | Mn | Co | Cr | Ag | Al | Fe | その他 |
|----|----|----|----|----|----|----|----|----|----|----|------|
| ● | ● |    |    |    |    |    |    | ● |    |    |      |
|    | ● |    | ● |    |    |    |    | ● |    |    |      |
|    | ● |    | ● |    |    |    |    | ● |    |    |      |
| ● | ● |    | ● |    |    |    |    | ● |    |    | Ru |
| ● | ● |    | ● |    |    |    |    | ● |    |    | Ru |
|    |    |    |    |    |    |    |    | ● |    |    |      |
| ● | ● |    | ● |    |    |    |    | ● |    |    |      |
|    | ● |    | ● |    |    |    |    | ● |    |    |      |
|    | ● |    | ● |    |    |    |    | ● |    |    |      |
|    | ● |    | ● |    |    |    |    | ● |    |    |      |
| ● | ● |    | ● |    |    |    |    | ● |    |    |      |
|    | ● |    |    |    |    |    |    | ● |    |    |      |

| | | | | | | | | | | | 金属元素 |
|----|----|----|----|----|----|----|----|----|----|----|------|
| In | Pt | Ni | Ir | Ti | Mn | Co | Cr | Ag | Al | Fe | その他 |
|    |    |    | ● |    |    |    |    | ● |    |    |      |
|    |    |    | ● |    |    |    |    | ● |    |    |      |
|    |    |    | ● |    |    |    |    | ● |    |    |      |
|    | ● |    | ● |    |    |    |    | ● |    |    |      |
|    |    |    | ● |    |    |    |    | ● |    |    |      |
|    |    | ● | ● |    |    |    |    | ● |    |    |      |
|    |    |    | ● |    |    |    |    | ● |    |    |      |
|    |    |    |    |    |    |    |    | ● |    |    |      |
|    |    |    |    |    |    |    |    | ● |    |    |      |
|    |    |    |    |    |    |    |    | ● |    |    |      |
| ● |    |    |    |    |    |    |    | ● |    |    |      |
| ● |    |    |    |    |    |    |    | ● |    |    |      |
|    |    |    |    |    |    |    |    | ● |    |    |      |
| ● |    |    |    |    |    |    |    | ● |    |    |      |
| ● |    |    | ● |    |    |    |    | ● |    |    |      |
| ● |    |    |    |    |    |    |    | ● |    |    |      |
| ● |    |    |    |    |    |    |    | ● |    |    |      |
| ● |    |    |    |    |    |    |    | ● |    |    |      |
| ● |    |    |    |    |    |    |    | ● |    |    |      |
| ● |    |    |    |    |    |    |    | ● |    |    |      |
| ● | ● |    |    |    |    |    |    | ● |    |    |      |
| ● | ● |    |    |    |    |    |    | ● |    |    |      |
|    | ● |    |    |    |    |    |    | ● |    |    |      |
|    |    |    |    |    |    |    |    | ● |    |    |      |
|    |    |    |    |    |    |    |    | ● |    |    |      |
|    | ● |    |    |    |    |    |    | ● |    |    |      |
|    | ● |    |    |    |    |    |    | ● |    |    |      |
|    | ● |    |    |    |    |    |    | ● |    |    |      |
|    | ● |    |    |    |    |    |    | ● |    |    |      |
|    |    |    |    |    |    |    |    | ● |    |    |      |
|    |    |    |    |    |    |    |    | ● |    |    |      |
|    |    |    |    |    |    |    |    | ● | ● |    |      |
|    | ● |    | ● |    |    |    |    | ● |    |    |      |
|    | ● |    | ● |    |    |    |    | ● |    |    |      |
|    | ● |    | ● |    |    |    |    | ● |    |    |      |
|    |    |    |    |    |    |    |    | ● |    |    |      |
|    |    |    |    |    |    |    |    | ● |    |    |      |

付録

103

## 付録　歯科鋳造用金属の成分表

| 製品名 | メーカー | Pd | Au | Sn | Cu | Zn |
|---|---|:---:|:---:|:---:|:---:|:---:|
| ハイキャストゴールド タイプ3 | 大浦貴金属工業 | ● | ● |  | ● | ● |
| ハイキャストゴールド タイプ4 | 大浦貴金属工業 | ● | ● |  | ● | ● |
| OP-K18 | 大浦貴金属工業 |  | ● |  | ● | ● |
| Opticast | 大信デンタルプロダクト |  | ● |  | ● | ● |
| N-3 | 大信デンタルプロダクト |  | ● |  | ● | ● |
| P-3 | 大信デンタルプロダクト | ● | ● |  | ● | ● |
| MO-3 | 大信デンタルプロダクト | ● | ● |  | ● | ● |
| D_-60 | 大信デンタルプロダクト | ● | ● |  | ● | ● |
| M-3 | 大信デンタルプロダクト | ● | ● |  | ● | ● |
| PG-35 | 大信デンタルプロダクト | ● | ● |  | ● |  |
| PG-20 | 大信デンタルプロダクト | ● | ● |  | ● |  |
| バイオマインゴールド SG | クルツァージャパン |  | ● |  | ● | ● |
| マインゴールド SG | クルツァージャパン |  | ● |  | ● | ● |
| マインゴールド OG | クルツァージャパン |  | ● |  | ● | ● |
| マインゴールド DP | クルツァージャパン |  | ● |  | ● | ● |
| ヘラ GG | クルツァージャパン | ● | ● |  | ● | ● |
| ヘラ SG | クルツァージャパン | ● | ● |  | ● | ● |
| アルバ 35 | クルツァージャパン | ● | ● |  | ● | ● |
| ニューキャスタデュアー | クルツァージャパン | ● | ● |  |  | ● |
| ネクシオキャスト | YAMAKIN |  | ● |  | ● | ● |
| ビーアイイエロー | YAMAKIN |  | ● |  | ● | ● |
| ベネフィットG | YAMAKIN | ● | ● |  | ● | ● |
| ベネフィットジャスティ | YAMAKIN |  | ● |  | ● | ● |
| ワイピージー７７ | YAMAKIN | ● | ● |  | ● | ● |
| リジットゴールド | YAMAKIN | ● | ● |  | ● | ● |
| スペイシーJ | YAMAKIN | ● | ● |  | ● | ● |
| スペイシージェイツー | YAMAKIN | ● | ● |  | ● | ● |
| ワイピー３５ | YAMAKIN | ● | ● |  | ● | ● |
| ワイビーゴールド タイプⅠ-n | YAMAKIN |  | ● |  | ● | ● |
| ワイビーゴールド タイプⅡ-n | YAMAKIN |  | ● |  | ● | ● |
| ワイビーゴールド タイプⅢ | YAMAKIN |  | ● |  | ● | ● |
| ワイビーゴールド タイプⅣ | YAMAKIN | ● | ● |  | ● | ● |
| エスジーK２０ | YAMAKIN |  | ● |  | ● | ● |
| エスジーK１８ | YAMAKIN |  | ● |  | ● | ● |
| ワイピーK１８ | YAMAKIN | ● | ● |  | ● | ● |
| ワイピーK１６ | YAMAKIN | ● | ● |  | ● | ● |
| ワイピーK１４ | YAMAKIN | ● | ● |  | ● |  |
| ブルーゴールド３０ | YAMAKIN | ● | ● |  |  | ● |
| ブルーゴールド タイプⅡ | YAMAKIN | ● | ● |  |  | ● |
| デグロール MO | デンツプライシロナ | ● | ● |  | ● |  |
| バイオール SG | デンツプライシロナ |  | ● |  | ● | ● |
| デグロール M | デンツプライシロナ | ● | ● |  | ● | ● |
| スタビロール E | デンツプライシロナ | ● | ● |  | ● | ● |
| スタビロール XE | デンツプライシロナ | ● | ● |  | ● | ● |

### 陶材焼付

| 製品名 | メーカー | 金属元素 | | | | |
|---|---|:---:|:---:|:---:|:---:|:---:|
|  |  | Pd | Au | Sn | Cu | Zn |
| キャスティングボンド MC85 | ジーシー | ● | ● | ● | ● | ● |
| キャスティングボンド MC70 | ジーシー | ● | ● | ● |  |  |
| キャスティングボンド MC50 | ジーシー | ● | ● |  |  |  |
| キャスティングボンド MC30 | ジーシー | ● | ● | ● | ● |  |
| キャスティングボンド MCPd | ジーシー | ● |  | ● |  |  |
| IFK 88 ジーアール | 石福金属興業 |  | ● |  |  |  |
| KIK アトラス | 石福金属興業 |  | ● |  |  | ● |

※実際の治療にあたっては、必ずご自身でもメーカー添付資料または HP などで成分をご確認ください。

| In | Pt | Ni | Ir | Ti | Mn | Co | Cr | Ag | Al | Fe | その他 |
|---|---|---|---|---|---|---|---|---|---|---|---|
| | ● | | | | | | | ● | | | |
| ● | | | | | | | | ● | | | |
| | | | ● | | | | | ● | | | |
| | ● | | ● | | | | | ● | | | |
| | ● | | ● | | | | | ● | | | |
| | ● | | ● | | | | | ● | | | |
| | ● | | ● | | | | | ● | | | |
| | | | | | | | | ● | | | Ru |
| ● | ● | | | | | | | ● | | | |
| ● | | | | | | | | ● | | | Ru |
| | ● | | ● | | | | | ● | | | |
| | ● | | ● | | | | | ● | | | |
| | ● | | ● | | | | | ● | | | Ru |
| | ● | | ● | | | | | ● | | | Ru |
| | ● | | ● | | | | | ● | | | Ru |
| | ● | | ● | | | | | ● | | | Ru |
| ● | ● | | ● | | | | | ● | | | Ru |
| ● | ● | | ● | | | | | ● | | | Ru |
| ● | | | | | | | | ● | | | |
| | ● | | ● | | | | | ● | | | |
| | ● | | ● | | | | | ● | | | |
| | ● | | ● | | | | | ● | | | |
| | ● | | ● | | | | | ● | | | |
| | ● | | ● | | | | | ● | | | |
| | ● | | ● | | | | | ● | | | |
| | ● | | ● | | | | | ● | | | |
| | ● | | ● | | | | | ● | | | |
| ● | ● | | | | | | | ● | | | Re |
| | | | ● | | | | | ● | | | |
| | | | ● | | | | | ● | | | |
| | ● | | ● | | | | | ● | | | |
| | ● | | ● | | | | | ● | | | |
| | ● | | ● | | | | | ● | | | |
| | ● | | ● | | | | | ● | | | |
| | | | ● | | | | | ● | | | |
| | | | | | | | | ● | | | Re |
| | | | ● | | | | | ● | | | |
| ● | ● | | | | | | | ● | | | Re |
| ● | ● | | | | | | | ● | | | Re |
| | ● | | ● | | | | | ● | | | 非公表 |
| | ● | | ● | | | | | ● | | | |
| | ● | | ● | | | | | ● | | | |
| | ● | | ● | | | | | ● | | | |
| | ● | | ● | | | | | ● | | | |

**金属元素**

| In | Pt | Ni | Ir | Ti | Mn | Co | Cr | Ag | Al | Fe | その他 |
|---|---|---|---|---|---|---|---|---|---|---|---|
| ● | ● | | | | | | | ● | | | Ru |
| ● | ● | | ● | | | | | ● | | | |
| ● | | | ● | | | | | ● | | | |
| ● | | | ● | | | | | ● | | | Ga |
| ● | | | ● | | | | | ● | | | Ru, Ga |
| ● | ● | | ● | | | ● | | | | | |
| ● | ● | | ● | | ● | | | | | ● | |

付録

105

## 付録　歯科鋳造用金属の成分表

| | | Pd | Au | Sn | Cu | Zn |
|---|---|:---:|:---:|:---:|:---:|:---:|
| KIK | 石福金属興業 | ● | ● | ● | | |
| ジュピター H | 石福金属興業 | ● | ● | ● | | |
| KIK ハードII | 石福金属興業 | ● | ● | ● | | |
| ロードシルビア | 石福金属興業 | ● | ● | ● | | |
| IFK 52 ダブリューエイチ | 石福金属興業 | ● | ● | ● | | |
| リイブル | 石福金属興業 | ● | ● | ● | | |
| ゼファー 10 | 石福金属興業 | ● | ● | ● | | |
| フラットインテリジェンス | 石福金属興業 | ● | | | | |
| ゴールドカラーボンド | 堤田金属工業 | | ● | | | |
| ボンドモデル E | 堤田金属工業 | ● | ● | ● | ● | |
| ニューボンド 007 | 堤田金属工業 | ● | ● | ● | ● | |
| パラボンドモデル | 堤田金属工業 | ● | | | ● | |
| ビーズボンド DX | 堤田金属工業 | ● | | | ● | |
| 歯研 バイロン | 日本歯研工業 | ● | | | | |
| タイガーボンド 5 | 日本歯研工業 | ● | ● | ● | | |
| タイガーボンド 30 | 日本歯研工業 | ● | ● | ● | | |
| タイガーボンド 50 | 日本歯研工業 | ● | ● | | | |
| ハーモホワイト 74 | 日本歯研工業 | ● | ● | | | |
| コバボンド | 日本歯研工業 | | | | | |
| ゴールドマスター EX | アイディエス | ● | ● | ● | | |
| ゴールドマスター S | アイディエス | ● | ● | | | |
| ソリットライド 34 | アイディエス | ● | ● | ● | | ● |
| トクリキポーセラ W | 徳力本店 | ● | ● | ● | | |
| トクリキポーセラ G | 徳力本店 | ● | ● | ● | | |
| ファインボンド S II | 徳力本店 | ● | ● | | | |
| ファインボンド N II | 徳力本店 | ● | ● | ● | | |
| AP バイオボンド | アサヒプリテック | | ● | | | ● |
| AP ハイボンド | アサヒプリテック | ● | | | | |
| AP プロボンド | アサヒプリテック | ● | ● | ● | ● | |
| AP マスターボンド | アサヒプリテック | ● | ● | ● | | |
| ユニゴールドイエロー | 松風 | | ● | | ● | |
| ユニゴールドイエロー BH | 松風 | | ● | | | ● |
| 松風セラミックゴールド | 松風 | ● | ● | ● | | |
| 松風ユニゴールド | 松風 | ● | ● | ● | | |
| セラミックゴールド EX | 松風 | ● | ● | ● | ● | ● |
| 松風セラミックゴールド エキストラハード | 松風 | ● | ● | ● | | |
| オーロラ 51 | 松風 | ● | ● | | | |
| オーロラ 12 | 松風 | ● | ● | ● | ● | |
| オーロラ | 松風 | ● | | ● | ● | |
| アポロ 50 | 松風 | ● | ● | ● | | |
| アポロ 20 | 松風 | ● | ● | ● | | ● |
| アポロ 5 | 松風 | ● | ● | ● | | ● |
| コバルタン MB | 松風 | | | | | |
| ユニメタル EZ | 松風 | | | | | |
| セレクトハードイエロー | 大浦貴金属工業 | | ● | | | ● |
| セレクト 77 H | 大浦貴金属工業 | ● | ● | ● | ● | |
| ステップ 53 | 大浦貴金属工業 | ● | ● | ● | | |
| セレクト 50 | 大浦貴金属工業 | ● | ● | ● | | |
| ステップ 39 | 大浦貴金属工業 | ● | ● | ● | ● | |
| ステップ 12 | 大浦貴金属工業 | ● | ● | ● | | |
| スバリウム | 大浦貴金属工業 | ● | ● | ● | ● | |
| ファインステージ | 大浦貴金属工業 | ● | | ● | | |
| E-IM76 | 大信デンタルプロダクト | ● | ● | ● | | ● |
| E-IM58 | 大信デンタルプロダクト | ● | ● | ● | | |

※実際の治療にあたっては、必ずご自身でもメーカー添付資料または HP などで成分をご確認ください。

| In | Pt | Ni | Ir | Ti | Mn | Co | Cr | Ag | Al | Fe | その他 |
|----|----|----|----|----|----|----|----|----|----|----|------|
| ● | ● |   | ● |   |   |   |   | ● |   |   |  |
| ● | ● |   | ● |   |   |   |   | ● |   |   |  |
| ● | ● |   | ● |   |   |   |   | ● |   |   |  |
| ● |   |   | ● |   |   |   |   | ● |   |   | Ga |
| ● | ● |   | ● |   |   |   |   | ● |   |   |  |
|   |   |   | ● |   |   |   |   | ● |   |   | Ga |
| ● |   |   |   |   |   |   |   | ● |   |   | Ga |
| ● |   |   |   |   |   |   |   | ● |   |   | Ga |
| ● | ● |   |   |   |   |   |   | ● |   | ● |  |
| ● | ● |   | ● |   |   |   |   | ● |   | ● | Ge |
| ● | ● |   | ● |   |   |   |   | ● |   | ● |  |
| ● |   |   |   |   |   |   |   | ● |   |   | Ga |
| ● |   |   |   |   |   |   |   | ● |   |   | Ga |
|   |   |   |   |   |   |   |   | ● |   |   |  |
|   |   |   |   |   |   |   |   | ● |   |   |  |
| ● | ● |   |   |   |   |   |   |   |   |   |  |
| ● |   |   |   |   |   |   |   |   |   |   |  |
|   | ● |   |   |   |   |   |   | ● |   |   |  |
|   |   |   |   |   |   | ● | ● |   |   |   | W, Ga |
| ● | ● |   |   |   |   |   |   | ● |   |   |  |
| ● |   |   |   |   |   |   |   | ● |   |   |  |
| ● |   |   |   |   |   |   |   | ● |   |   | Ru |
| ● |   |   |   |   |   |   |   | ● |   |   | Ru, Ga |
| ● | ● |   |   |   |   |   |   | ● |   |   |  |
| ● | ● |   |   |   |   |   |   | ● |   |   |  |
| ● |   |   | ● |   |   |   |   | ● |   |   | Ga |
|   | ● |   | ● |   |   |   |   | ● |   |   | Ga |
|   | ● |   | ● |   | ● |   |   |   |   |   | Rh, Ta |
| ● | ● |   | ● |   |   |   |   |   |   |   |  |
| ● |   |   | ● |   |   |   |   | ● |   |   | Ru |
| ● | ● |   | ● |   |   |   |   | ● |   |   | Ru |
| ● | ● |   | ● |   |   |   |   | ● |   | ● |  |
| ● | ● |   |   |   | ● |   |   |   |   | ● | Rh |
| ● | ● |   | ● |   |   |   |   | ● |   | ● |  |
| ● | ● |   | ● |   |   |   |   | ● |   | ● |  |
| ● | ● |   | ● |   |   |   |   | ● |   |   |  |
| ● | ● |   | ● |   |   |   |   | ● |   | ● |  |
| ● |   |   | ● |   |   |   |   |   |   |   | Ga |
| ● |   |   | ● |   |   |   |   |   |   |   | Ga, Ge, Re |
|   |   |   |   |   | ● |   |   |   |   |   | Ge, Re |
| ● | ● |   | ● |   | ● |   |   | ● |   | ● | Ru |
| ● |   |   |   |   |   |   |   | ● |   |   | Re, Ge, Mo |
| ● |   |   |   |   |   |   |   | ● |   |   | Re, Ge, Mo |
|   |   |   |   |   | ● | ● | ● |   |   |   | W, Nb |
|   |   | ● |   |   |   | ● | ● |   | ● | ● | No |
| ● | ● |   | ● |   | ● |   |   |   |   | ● |  |
| ● | ● |   | ● |   |   |   |   | ● |   | ● |  |
| ● | ● |   |   |   |   |   |   | ● |   |   | Ga, Re, Ru |
| ● | ● |   | ● |   |   |   |   | ● |   | ● |  |
|   | ● |   | ● |   |   |   |   | ● |   |   | Ga, Ru |
| ● | ● |   | ● |   |   |   |   | ● |   |   | Ga, Ru |
| ● |   |   |   |   |   |   |   |   |   |   | Ga |
| ● |   |   | ● |   |   |   |   | ● |   |   | Ga, Ru |
|   | ● |   | ● |   |   |   |   |   |   |   |  |
|   |   |   | ● |   |   |   |   |   |   |   |  |
|   |   |   | ● |   |   |   |   | ● |   |   | Ru |

# 付録　歯科鋳造用金属の成分表

| | | Pd | Au | Sn | Cu | Zn |
|---|---|---|---|---|---|---|
| E-IM32 | 大信デンタルプロダクト | ● | ● | ● | | |
| E-IH | 大信デンタルプロダクト | ● | ● | | ● | ● |
| E-AV | 大信デンタルプロダクト | ● | ● | | | ● |
| E-CH | 大信デンタルプロダクト | ● | ● | | | |
| E-E | 大信デンタルプロダクト | ● | ● | ● | | ● |
| E-Plus | 大信デンタルプロダクト | ● | ● | ● | ● | |
| E-E2 | 大信デンタルプロダクト | ● | ● | ● | | |
| E-N2 | 大信デンタルプロダクト | ● | ● | ● | | |
| E-CC | 大信デンタルプロダクト | ● | ● | | | |
| E-B | 大信デンタルプロダクト | ● | ● | | | |
| E-A | 大信デンタルプロダクト | ● | | | | |
| BioEthic | 大信デンタルプロダクト | | ● | ● | | ● |
| ポーセレン・ゴールド 80 | デンケン・ハイデンタル | ● | ● | ● | | |
| ポーセレン・ゴールド 50 | デンケン・ハイデンタル | ● | ● | ● | | |
| ポーセレン・ゴールド 30 | デンケン・ハイデンタル | ● | ● | ● | | |
| ポーセレン・ゴールド 1 | デンケン・ハイデンタル | ● | ● | ● | | |
| コバルト・ボンド | デンケン・ハイデンタル | | | | | |
| コロンビウム TYPE- II | デンケン・ハイデンタル | | | | | |
| タフボンド 86GH | ルビー | ● | ● | | | |
| タフボンド 78GH | ルビー | ● | ● | | ● | |
| タフボンド 77UH | ルビー | ● | ● | ● | | |
| タフボンド 51 | ルビー | ● | ● | ● | | |
| タフボンド 40 | ルビー | ● | ● | ● | | |
| スパルタン | ルビー | ● | | ● | | |
| J ボンド Ga | ルビー | | | | | |
| J ボンド | ルビー | | | | | |
| マックスボンド | ルビー | | | ● | | |
| バイオセラムプラス | クルツァージャパン | | ● | | | ● |
| バイオハラドール N | クルツァージャパン | | ● | | | ● |
| バイオハラドール SG | クルツァージャパン | | ● | | | ● |
| ハラドール SG | クルツァージャパン | ● | ● | | ● | ● |
| ハラドール GS | クルツァージャパン | ● | ● | | | |
| ハラドール H | クルツァージャパン | ● | ● | | | |
| ハラドール NH | クルツァージャパン | ● | ● | ● | ● | |
| ハラボンド 2000 | クルツァージャパン | ● | ● | ● | | ● |
| ハラボンド | クルツァージャパン | ● | ● | ● | ● | |
| ハラボンド II | クルツァージャパン | ● | ● | ● | | |
| ハラドール PS | クルツァージャパン | ● | ● | ● | ● | |
| アルバボンド C | クルツァージャパン | ● | ● | ● | | |
| アルバボンド E | クルツァージャパン | ● | ● | ● | ● | ● |
| ヘラライト | クルツァージャパン | ● | | ● | | ● |
| ヘラニウム Pw | クルツァージャパン | | | | | |
| ノリタケスーパーアロイ C60 | クラレノリタケデンタル | | | | | |
| ノリタケ N-35P | クラレノリタケデンタル | ● | ● | ● | | |
| ノリタケ G-96h | クラレノリタケデンタル | ● | ● | | | ● |
| ノリタケ W-85 | クラレノリタケデンタル | ● | ● | | | ● |
| ノリタケ S-54 | クラレノリタケデンタル | ● | ● | | | |
| ノリタケ N-40 | クラレノリタケデンタル | ● | ● | | | |
| ノリタケ S-40 | クラレノリタケデンタル | ● | ● | | | |
| ノリタケ P-N | クラレノリタケデンタル | ● | ● | | ● | |
| ノリタケ P-60 | クラレノリタケデンタル | ● | | ● | | |
| PGP-88Gold | ケーオーデンタル | | ● | | | |
| PGP-SH85 | ケーオーデンタル | ● | ● | ● | | |
| PGP-SX53 | ケーオーデンタル | ● | ● | | ● | |

※実際の治療にあたっては、必ずご自身でもメーカー添付資料または HP などで成分をご確認ください。

| In | Pt | Ni | Ir | Ti | Mn | Co | Cr | Ag | Al | Fe | その他 |
|----|----|----|----|----|----|----|----|----|----|----|--------|
| ● |   |   |   |   |   |   |   | ● |   |   | Ru |
| ● | ● |   | ● |   |   |   |   | ● |   | ● |  |
|   | ● |   | ● |   |   |   |   | ● |   | ● |  |
| ● | ● |   | ● |   |   |   |   |   |   |   |  |
| ● | ● |   | ● |   |   |   |   | ● |   |   |  |
| ● |   |   |   |   |   |   |   | ● |   |   | Ru, Ga |
| ● |   |   |   |   |   |   |   | ● |   |   | Ru |
| ● | ● |   |   |   |   |   |   | ● |   |   | Ru, Ga |
| ● |   |   |   |   |   |   |   | ● |   |   | Ru, Ga, B |
| ● |   |   |   |   |   |   |   | ● |   |   | Ru, Ga, B |
|   |   |   |   |   |   |   |   | ● |   |   | Ru |
| ● | ● |   | ● |   |   |   |   | ● |   |   | Rh, Ta |
| ● | ● |   | ● |   |   |   |   | ● |   |   |  |
| ● | ● |   | ● |   |   |   |   | ● |   |   |  |
| ● |   |   | ● |   |   |   |   | ● |   |   |  |
| ● |   |   | ● |   |   |   |   | ● |   |   | Ga |
|   |   |   |   |   | ● | ● | ● |   | ● |   | Mo, Ga, Si |
|   |   | ● |   |   |   |   | ● |   |   | ● | Mo, Ga, Si |
| ● | ● |   |   |   |   |   |   |   |   |   | Rh |
| ● | ● |   |   |   |   |   |   | ● |   |   |  |
| ● | ● |   |   |   |   |   |   | ● |   | ● |  |
| ● | ● |   | ● |   |   |   |   | ● |   |   |  |
| ● | ● |   | ● |   |   |   |   | ● |   |   | Ga |
| ● |   |   |   |   |   |   |   | ● |   |   |  |
|   |   |   |   |   | ● | ● | ● |   |   | ● | W, Mo, Ga, Si, |
|   |   |   |   |   | ● | ● | ● |   |   | ● | W, Mo, Si, |
| ● |   | ● |   |   | ● |   | ● |   | ● | ● | Mo, Si, |
|   | ● |   | ● |   | ● |   |   |   |   | ● | Rh, Nb, Ce |
|   | ● |   |   |   | ● |   |   |   |   |   | Ta, Ru |
|   | ● |   | ● |   | ● |   |   |   |   |   | Rh |
| ● | ● |   | ● |   |   |   |   | ● |   | ● | Ru |
| ● | ● |   | ● |   |   |   |   | ● |   | ● | Ru |
| ● | ● |   | ● |   |   |   |   |   |   |   |  |
| ● | ● |   | ● |   |   |   |   | ● |   | ● | Ru |
| ● |   |   |   |   |   |   |   | ● |   |   | Ru |
| ● |   |   | ● |   |   |   |   | ● |   |   | Ru |
| ● | ● |   | ● |   |   |   |   | ● |   |   | Ru |
| ● |   |   | ● |   |   |   |   | ● |   |   | Ru, Ga |
| ● |   |   |   |   |   |   |   | ● |   |   | Ru, Ga |
| ● |   |   |   |   |   |   |   | ● |   |   | Ru, Ga |
| ● |   |   | ● |   |   |   |   | ● |   |   | Ru, Ga |
|   |   |   |   |   | ● | ● | ● |   |   | ● | W, Si, N |
|   |   |   |   |   | ● | ● | ● |   | ● |   | W, Mo, Ga, Si, |
| ● |   |   | ● |   |   |   |   | ● |   |   | Ga |
|   | ● |   | ● |   |   |   |   | ● |   |   | Rh |
| ● | ● |   |   |   |   |   |   | ● |   |   | Ru など |
| ● | ● |   |   |   |   |   |   | ● |   |   | Ru, Ga など |
| ● |   |   |   |   |   |   |   | ● |   |   | Ru, Ga など |
| ● | ● |   |   |   |   |   |   | ● |   |   | Ru, Ga, |
| ● |   |   |   |   |   |   |   | ● |   |   | Ru, Ga, Si |
| ● |   |   |   |   |   |   |   | ● |   |   | Ru, Ga など |
| ● | ● |   | ● |   |   | ● |   |   |   |   |  |
| ● | ● |   | ● |   |   |   |   | ● |   | ● |  |
| ● | ● |   |   |   |   |   |   | ● |   |   | Ga |

付録

## 付録　歯科鋳造用金属の成分表

| 製品名 | メーカー | Pd | Au | Sn | Cu | Zn |
|---|---|---|---|---|---|---|
| PGP-52 | ケーオーデンタル | ● | ● | ● | ● | |
| PGP-SX2 | ケーオーデンタル | ● | ● | | ● | |
| PALLA-BOND S | ケーオーデンタル | ● | | ● | ● | |
| クインテスイエロー | YAMAKIN | | ● | | ● | |
| ゼオメタル87 | YAMAKIN | | ● | | | ● |
| クインテス87 | YAMAKIN | | ● | ● | | |
| スーパーエクセレント | YAMAKIN | | ● | | | ● |
| クリスタルハードSG | YAMAKIN | ● | | ● | | |
| スーパークリスタルKP−5 | YAMAKIN | ● | | ● | ● | |
| クインテスセラフィー | YAMAKIN | ● | | ● | | |
| ゼオメタル53 | YAMAKIN | ● | ● | | ● | |
| クインテス52 | YAMAKIN | ● | ● | | ● | |
| ブライティス | YAMAKIN | ● | ● | ● | ● | |
| トレンド40 | YAMAKIN | ● | | ● | | ● |
| トレンドスパークル | YAMAKIN | ● | | ● | | |
| ゼオメタルST | YAMAKIN | ● | | ● | | ● |
| トレンドES | YAMAKIN | ● | ● | ● | | |
| トレンドケイワン | YAMAKIN | ● | ● | | | |
| ステイタス | YAMAKIN | ● | | ● | | ● |
| ステイタスⅢ | YAMAKIN | ● | | ● | | |
| オーシャンリベンジ | YAMAKIN | ● | ● | | ● | |
| オーシャン52 | YAMAKIN | ● | ● | | | |
| グローリエル | YAMAKIN | ● | ● | ● | ● | |
| バイオクルーズ Kiss | デンツプライシロナ | | ● | | | ● |
| デグデント Kiss | デンツプライシロナ | ● | ● | | | ● |
| デグデント LTG | デンツプライシロナ | ● | ● | ● | | ● |
| デグノーム | デンツプライシロナ | | ● | | ● | |
| デグタン | デンツプライシロナ | ● | ● | ● | | |
| デグデントユニバーサル | デンツプライシロナ | ● | ● | ● | ● | |
| デグデント H | デンツプライシロナ | ● | ● | | | |
| バイオクルーズ4 | デンツプライシロナ | | ● | | | ● |
| デグデント G | デンツプライシロナ | | ● | | | |
| デグボンド　J2 | デンツプライシロナ | ● | ● | ● | | |
| スペシャル ホワイト | デンツプライシロナ | ● | ● | ● | | |
| デグボンド4 | デンツプライシロナ | ● | ● | ● | | |
| ポースオン プラス | デンツプライシロナ | ● | ● | ● | | ● |
| ポースオン 4 | デンツプライシロナ | ● | | ● | | ● |
| スターロイ S | デンツプライシロナ | | | | | |

### チタン

| 製品名 | メーカー | 金属元素 | | | | |
|---|---|---|---|---|---|---|
| | | Pd | Au | Sn | Cu | Zn |
| T-アロイS（JIS 1種純チタン）　★ | ジーシー | | | | | |
| T-アロイM（JIS 2種純チタン） | ジーシー | | | | | |
| T-アロイH（JIS 3種純チタン） | ジーシー | | | | | |
| T-アロイタフ（ASTM F1295） | ジーシー | | | | | |

※実際の治療にあたっては、必ずご自身でもメーカー添付資料またはHPなどで成分をご確認ください。

**掲載元素**　※メーカ成分表示に則り、非金属も掲載しています。

| 元素記号 | Pd | Au | Sn | Cu | Zn |
|---|---|---|---|---|---|
| 元素名 | パラジウム | 金 | スズ | 銅 | 亜鉛 |

| 元素記号 | W | Mo | Si | Ga | Rh |
|---|---|---|---|---|---|
| 元素名 | タングステン | モリブデン | ケイ素 | ガリウム | ロジウ |

| In | Pt | Ni | Ir | Ti | Mn | Co | Cr | Ag | Al | Fe | その他 |
|---|---|---|---|---|---|---|---|---|---|---|---|
| ● | | | ● | | | | | ● | | | |
| ● | | | ● | | | | | ● | | | Ga |
| | | | ● | | | | | ● | | | |
| ● | ● | | ● | | | | | ● | | ● | |
| | ● | | ● | | | | | | | | |
| ● | ● | | ● | | | | | ● | | ● | Re, Ga |
| ● | ● | | ● | | ● | | | | | ● | |
| ● | ● | | ● | | | | | ● | | ● | Re |
| ● | ● | | ● | | | | | ● | | ● | Ga, Re |
| ● | ● | | | | | | | ● | | | Ru |
| ● | ● | | ● | | | | | ● | | | Ga |
| ● | ● | | ● | | | | | ● | | | |
| ● | ● | | ● | | | | | ● | | | Ga |
| ● | | | ● | | | | | ● | | | Ga |
| ● | | | | | | | | ● | | | Ga, Ru |
| ● | | | | | | | | ● | | | Ga, Ru |
| ● | | | | | | | | ● | | ● | Ga, Ru |
| ● | | | | | | | | ● | | ● | Ga, Ru |
| ● | | | | | | | | ● | | | Ga, Ru |
| ● | | | | | | | | ● | | | Ga, Ru |
| ● | | | | | | | | ● | | ● | Ga, Ru |
| ● | | | ● | | | | | ● | | | Ga |
| ● | | | | | | | | | | | Ga, Ru, Re |
| ● | ● | | ● | | | | | | | | Nb |
| ● | ● | | ● | | | | | ● | | | Ta |
| ● | ● | | ● | | | | | ● | | | |
| ● | ● | | ● | | | | | ● | | | |
| | ● | | ● | | | | | | | | |
| | ● | | ● | | | | | | | | |
| ● | ● | | ● | | | | | ● | | ● | Re |
| ● | ● | | | | | | | | | | Ta |
| ● | ● | | | | | | | | | | Rh, Ta |
| ● | ● | | | | | | | | | | Rh, Ta |
| | ● | | ● | | | | | ● | | | Ga, Ta |
| ● | | | | | | | | ● | | | Ga, Ru |
| | | | ● | | | | | ● | | | Ga, Re, Ta |
| ● | | | | | | | | ● | | | Ru |
| ● | | | | | | | | ● | | | Ru |
| | | | | | ● | ● | ● | | | ● | Ta, Nb |

**金属元素**

| In | Pt | Ni | Ir | Ti | Mn | Co | Cr | Ag | Al | Fe | その他 |
|---|---|---|---|---|---|---|---|---|---|---|---|
| | | | | ● | | | | | | ● | |
| | | | | ● | | | | | | ● | |
| | | | | ● | | | | | | ● | |
| | | | | ● | | | | | ● | ● | Nb, Ta |

★のついた製品は、現在は販売中止されています。

| In | Pt | Ni | Ir | Ti | Mn | Co | Cr | Ag | Al | Fe |
|---|---|---|---|---|---|---|---|---|---|---|
| ジウム | 白金 | ニッケル | イリジウム | チタン | マンガン | コバルト | クロム | 銀 | アルミニウム | 鉄 |

| Ru | Re | Nb | Ta | Ca | C |
|---|---|---|---|---|---|
| ニウム | レニウム | ニオブ | タンタル | カルシウム | 炭素 |

# 編著者一覧

**編集** ■ 服部正巳　愛知学院大学歯学部 在宅歯科医療学寄附講座 客員教授
　　　　　　　　　日本メタルフリー歯科学会 常任理事

〈略歴〉　1977年　愛知学院大学大学院歯学研究科修了（歯科補綴学専攻）
　　　　　同年　愛知学院大学歯学部助手
　　　　　2005年　愛知学院大学歯学部教授
　　　　　2006年　モンゴル国立医療科学大学客員教授
　　　　　2008年　藤田保健衛生大学医学部客員教授　（～2017年3月）
　　　　　2011年　愛知学院大学歯学部附属病院病副病院長　（～2015年3月）
　　　　　2015年　愛知学院大学歯学部附属病院病院長　（～2018年3月）

**執筆**　■ 池戸泉美　愛知学院大学歯学部 高齢者歯科学講座 講師
（五十音順）　　　　　愛知学院大学歯学部附属病院 口腔金属アレルギー外来科長
　　　　　■ 風間龍之輔　東京医科歯科大学大学院 医歯学総合研究科 非常勤講師
　　　　　■ 杉浦一充　藤田保健衛生大学医学部 皮膚科学講座 教授
　　　　　■ 竹市卓郎　愛知学院大学歯学部 冠・橋義歯学講座 講師
　　　　　■ 鶴田京子　藤田保健衛生大学医学部 皮膚科学講座 客員准教授
　　　　　　　　　　　社会医療法人宏潤会 大同病院・だいどうクリニック 皮膚科部長
　　　　　■ 本間憲章　一般社団法人日本メタルフリー歯科学会 理事長
　　　　　　　　　　　医療法人本間歯科 理事長
　　　　　■ 松村光明　東京医科歯科大学歯学部附属病院 歯科アレルギー外来臨床教授
　　　　　　　　　　　医療法人社団優恒会 松村歯科医院 理事長
　　　　　■ 渡邉　恵　徳島大学大学院医歯薬学研究部 口腔顎顔面補綴学分野 講師
　　　　　　　　　　　徳島大学病院 歯科そしゃく科

この度は弊社の書籍をご購入いただき、誠にありがとうございました。
本書籍に掲載内容の更新や訂正があった際は、弊社ホームページ「追加情報」
にてお知らせいたします。下記のURLまたはQRコードをご利用ください。

http://www.nagasueshoten.co.jp/extra.html

---

**金属アレルギーをまなぶ　メタルフリー治療へのファーストステップ**　　ISBN 978-4-8160-1349-2

Ⓒ 2018. 6. 16　第1版　第1刷

編　集　服部正巳
発行者　永末英樹
印　刷　株式会社 サンエムカラー
製　本　新生製本 株式会社

発行所　株式会社　永末書店
〒602-8446　京都市上京区五辻通大宮西入五辻町69-2
（本社）電話 075-415-7280　FAX 075-415-7290　（東京店）電話 03-3812-7180　FAX 03-3812-7181
永末書店 ホームページ　http://www.nagasueshoten.co.jp

＊内容の誤り、内容についての質問は、編集部までご連絡ください。
＊刊行後に本書に掲載している情報などの変更箇所および誤植が確認された場合、弊社ホームページにて訂正させていただきます。
＊乱丁・落丁の場合はお取り替えいたしますので、本社・商品センター（075-415-7280）までお申し出ください。
・本書の複製権・翻訳権・翻案権・上映権・譲渡権・貸与権・公衆送信権（送信可能化権を含む）は、株式会社永末書店が保有します。
・本書を代行業者等の第三者に依頼してスキャンやデジタル化することは、たとえ個人や家庭内の利用でも著作権法違反です。
　いかなる場合でも一切認められませんのでご注意ください。

JCOPY　＜（社)出版者著作権管理機構　委託出版物＞

本書の無断複写は著作権法上での例外を除き禁じられています。複写される場合は、そのつど事前に、（社）出版者著作権管理
機構（電話 03-3513-6969、FAX 03-3513-6979、e-mail: info@jcopy.or.jp）の許諾を得てください。